灵芝孢子粉与健康

主　　编　王永兵
副主编　汤　俊　杨念云
名誉主编　李世升
其他编委　冯旭俊　孔　威

科学出版社
北　京

内 容 简 介

本书详细介绍了灵芝孢子粉的应用历史概况，灵芝孢子粉的化学成分、药理学、毒理学、临床应用等研究概况；灵芝孢子粉对于恶性肿瘤防治，免疫系统调节，高血脂、高血糖、高血压、哮喘治疗，以及保肝护肝等方面的作用；丹溪养生及其现代应用等。

本书既可作为研究学者的参考书，也可供广大的恶性肿瘤、免疫力低下患者及健康管理人员参考。

图书在版编目（CIP）数据

灵芝孢子粉与健康/王永兵主编．—北京：科学出版社，2018.2
ISBN 978-7-03-041160-0

Ⅰ．①灵… Ⅱ．①王… Ⅲ．①灵芝-食物养生 Ⅳ．①R247.1

中国版本图书馆 CIP 数据核字（2018）第 034440 号

责任编辑：刘 畅 / 责任校对：郑金红
责任印制：赵 博 / 封面设计：铭轩堂

科学出版社 出版
北京东黄城根北街 16 号
邮政编码：100717
http://www.sciencep.com
北京科印技术咨询服务有限公司数码印刷分部印刷
科学出版社发行 各地新华书店经销

*

2018 年 2 月第 一 版 开本：890 × 1240 1/32
2025 年10月第九次印刷 印张：5 1/4
字数：115 000

定价：49.80元

（如有印装质量问题，我社负责调换）

序　言

灵芝（ganoderma），在我国有着悠久的应用历史，别名灵芝草、神芝、芝草、瑞草。其本草溯源可从《神农本草经》开始，历经唐代《新修本草》、明代《本草纲目》传承至今。《神农本草经》将灵芝列为上品。《中华人民共和国药典》自2000年版始正式收载“灵芝”，其来源为担子菌纲多孔菌科灵芝属赤芝［*Ganoderma lucidum*（Leyss. ex Fr.）Karst.］或紫芝（*Ganoderma sinense* Zhao, Xu et Zhang）的干燥子实体。灵芝属资源丰富，全世界约有108种，我国有76种，其中最为常见的即赤芝和紫芝。灵芝是一种不可多得的药食兼用的珍品，其子实体、孢子粉、菌丝体均可入药；《浙江省中药炮制规范》2015年版收录了灵芝孢子粉，并规定其来源为赤芝的干燥成熟孢子。目前，已被开发的灵芝产品主要有灵芝多糖、灵芝孢子粉、灵芝孢子油等。

灵芝孢子粉是灵芝成熟时释放如烟似雾的粉状物体，一遇风吹雨打，转瞬无影无踪，它被现代人称为灵芝的精华。一般从1000克灵芝子实体中仅能收集到1克孢子，但是灵芝孢子粉的功效作用却相当于灵芝子实体的75倍。

朱丹溪名震亨，字彦修，因世居丹溪，故人称朱丹溪，或尊称为丹溪翁，出生于公元1281年，卒于公元1358年，元代金华（今浙江省义乌市）人，金元四大医学家之一，倡导“阳常有余，阴常不足”，创“阴虚相火病机学说”，善用滋阴降火的方药，为“滋阴派”的创始人。丹溪养生核心：滋阴降火、扶正祛邪、排毒、养心。灵芝孢子粉的功效恰好体现了丹溪养生理论的某些观点。

《灵芝孢子粉与健康》一书，详细介绍了灵芝孢子粉的应用历史概况，灵芝孢子粉的化学成分、药理学、毒理学、临床应用等研究概况；灵芝孢子粉对于恶性肿瘤防治，免疫系统调节，高血脂、高血糖、高血压、哮喘治疗，以及保肝护肝等方面的作用；丹溪养生及其现代应用等。

本书很多研究数据引自公开发表的论文，并附于书后的参考文献中，在此谨向上述论文作者表示衷心的感谢！

希望这本集知识性、科学性和实用性于一体的科普书能得到读者的喜爱。

王永兵

2018 年 1 月

目 录

作 者 简 介

王永兵

中国药科大学生药学博士，江苏扬子江药业博士后研究员，世界中医药学会联合会中药保健品专业委员会理事，中国科学院上海生命科学研究院湖州营养与健康产业创新中心技术总监，《抗感染药学》杂志编委。曾先后参与及主持多项国家“九五”重大科技攻关、国家“十五”重大科技攻关项目，国家“863”海洋药物、国家科技重大专项新药创制等项目；获江苏省自然科学基金、湖州市自然科学基金、义乌市科技攻关等支持；被评为湖州市“1112”科技创新领军人才。

汤　俊

中国药科大学生药学博士，武汉大学药学院副教授，中国药学会、中国化学会高级会员，中国化学会与英国皇家化学会（RSC/CCS）联合会员；《中国药师》杂志编委；教育部学位与研究生教育发展中心研究生优秀学位论文通讯评议专家；*Canadian Chemical Transactions*、《药学学报》等杂志特邀审稿人。

杨念云

中国药科大学生药学博士，南京中医药大学副教授，香港中药研究院访问学者。

第一章 灵芝孢子粉的研究概况

灵芝（ganoderma）是我国著名的药用真菌，是中医扶正固本、滋补强壮的珍贵中药，在我国有着悠久的应用历史。灵芝自古被誉为“仙草”，别名灵芝草、神芝、芝草、瑞草。其本草溯源可从《神农本草经》开始，历经唐代《新修本草》、明代《本草纲目》传承至今。《神农本草经》将灵芝列为上品，根据颜色分为“赤芝、紫芝、黑芝、青芝、白芝、黄芝”六类，并记录“赤芝，苦平无毒，主治胸中结、益心气、补中、增智慧、不忘；紫芝，甘温无毒，好颜色、治虚劳、治痔”等。李时珍的《本草纲目》则对这六种灵芝的地理分布进行了描述，有“赤芝生霍（庐）山，青芝生泰山，黄芝生嵩山，白芝生华山，黑芝生常山，紫芝生高山夏峪”说法。《中华人民共和国药典》自 2000 年版始正式收载灵芝，其来源为担子菌纲多孔菌科灵芝属赤芝[*Ganoderma lucidum*（Leyss. ex Fr.）Karst.]或紫芝（*Ganoderma sinense* Zhao，Xu et Zhang）的干燥子实体。灵芝属资源丰富，全世界约有 108 种，我国有 76种，其中最为常见的即为赤芝和紫芝。灵芝是一种不可多得的药食兼用的珍品，其子实体、孢子粉、菌丝体均可入药；《浙江省中药炮制规范》2015年版收录了灵芝孢子粉，并规定其来源为赤芝的干燥成熟孢子。目前，已被开发的灵芝产品主要有灵芝多糖、灵芝孢子粉、灵芝孢子油等。

灵芝孢子粉是灵芝成熟时释放如烟似雾的粉状物体，一遇风吹雨打，转瞬无影无踪，它被现代人称为灵芝的精华。一般从1000克灵芝子实体中仅能收集到1克孢子，但是灵芝孢子粉的功效却相当于灵芝子实体的75倍。

第一节　灵芝孢子粉的化学研究概况

近年来，随着研究的深入及人类对健康产品日益高涨的需求，灵芝的各种成分相继被发现，而灵芝孢子（ganoderma spores）是灵芝生长成熟期从菌盖弹射出来的极其细小的孢子，为灵芝的生殖细胞（或种子），含有灵芝的遗传物质及萌发所需的一切物质，其药用价值亦越来越受到重视。研究表明，灵芝孢子粉含有三萜类、多糖类、核苷类、甾醇类、生物碱类、脂肪酸类、氨基酸类及有机锗和硒等微量元素等多种活性物质。目前，灵芝孢子粉临床广泛用于慢性肝炎、高血压、高血脂、高血糖、神经衰弱、失眠、支气管炎、胃溃疡、糖尿病及肿瘤辅助治疗等，在疾病预防上也起到一定作用，是亚健康人群最好的“未病药”，具有广阔的应用前景。

灵芝的化学成分复杂，其中，研究最多的是赤芝。现代研究不断揭示了这些化合物是灵芝防病治病的物质基础。

1. 三萜类

三萜类化合物是灵芝的主要化学成分之一。1982 年 Kubota T 等首次从赤芝子实体中分离获得灵芝三萜类化合物。迄今从灵芝中分离得到的四环三萜类化合物已有220余种，从结构来看，均为高度氧化的羊毛甾烷衍生物，多数具有苦味。

按分子所含碳原子数可分为 C_{30}、C_{27} 和 C_{24} 三大类。灵芝三萜类化合物结构中一般都含有羟基，且在紫外光谱中呈现多个波长的特征吸收。其中，灵芝酸作为灵芝三萜类化合物中重要的活性成分，根据官能团和侧链的差异，又可分为灵芝酸、灵芝内酯、灵芝醇、赤芝酸等基本骨架，常见的灵芝酸有灵芝酸A、B、C、D等。

灵芝孢子粉中的三萜类化合物包括赤芝孢子内酯A（ganosporelactone A）和B，灵芝孢子酸A，灵芝酸A、B、C、E、γ、δ、ε、ζ和θ，灵芝醇F（ganoderiol F），灵芝酮三醇（ganodermanontriol），灵芝酮二醇（ganodermanondiol），赤芝萜醇A（lucidumol A），赤芝萜醇B（lucidumol B）及赤芝酸 SP（lucidenic acid SP）等。董虹玲等建立了灵芝孢子粉中灵芝酸 C_2、灵芝酸G和灵芝酸 A_3 的高效液相色谱（HPLC）测定方法。结果表明，灵芝孢子粉中3种成分之间差异明显，所有样品中所测成分平均含量依次为灵芝酸 A_3 > 灵芝酸G > 灵芝酸 C_2，而且三者间呈正相关。江丽青等采用HPLC法对连续3年采集的荣保灵芝1号孢子粉中的灵芝酸A进行测定，结果灵芝酸A的含量范围为0.1672～0.7429mg/g，且随年份的增加而增加。很多三萜类化合物具有生理活性，如：赤芝孢子酸A（ganosporeric acid A）对 CCl_4 和半乳糖胺及丙酸杆菌造成的小鼠转氨酶升高均有降低作用，赤芝孢子内酯A具有降胆固醇作用等。

2. 多糖类

灵芝多糖也是灵芝中一类重要的活性成分，迄今已有200多种灵芝多糖从其子实体、菌丝体、孢子粉以及灵芝液体培养基中分离得到。灵芝多糖大多存在于灵芝细胞内壁中，其多糖链由三股单糖链构成，是一种螺旋状立体结构，其立体构型与DNA、RNA 相似。不同灵芝多糖所含单糖的种类和比例不同，一般葡萄糖、半乳糖、甘露糖所占比例稍大，同时还含有少量木糖、岩藻糖、阿拉伯糖等。灵芝多糖取代基的种类和取代度乃至高级结构（三维螺旋结构）改变都会对灵芝多糖的生物活性产生较大影响。有报道认为，灵芝多糖中发挥免疫调节作用的主要成分是水溶性的β-1，3-D-葡聚糖和β-1，6-D-葡聚糖。对灵芝多糖通常采用紫外分光光度法、HPLC 法、离子色谱法、气相色谱-质谱（GC-MS）法、凝胶渗透色谱（GPC）法、指纹图谱法等进行分析。于青等采用沸水浴加热提取灵芝孢子粉（市售）中多糖，以 2mol/L 三氟乙酸（TFA）水解多糖，以离子色谱法测定灵芝孢子粉中多糖的单糖组成及含量。结果显示，该孢子粉中多糖主要由葡萄糖、半乳糖、甘露糖、木糖、岩藻糖等单糖组成。黄晓兰等用不同提取方法提取灵芝孢子粉多糖，采用GC-MS法、HPLC法分析了灵芝孢子粉多糖的单糖组成，用 GPC 法分析灵芝孢子粉多糖的相对分子质量及其分布。结果表明该多糖是由鼠李糖、阿拉伯糖、甘露糖、葡萄糖和半乳糖组成的杂多糖，破壁与不破壁孢子粉多糖的单糖组成相同，但破壁灵芝孢子粉多糖较不破壁孢子粉的多糖高出70%，增加部分为相对分子质量较小的多糖。利用指纹图谱技术测定多糖成分，对灵芝孢子粉进行质量评价是目前灵芝研究的重要方向之一。王浩豪等采用部分酸水解耦合 PMP 柱前衍生反相 HPLC 法建立灵芝孢子粉多糖的 HPLC 指纹图谱，对 15 个不同灵芝（赤芝）孢子粉样品中多糖进行检测和表征，标定了 19 个共有特征指纹峰，同一产地不同批次产品间的相似度均大于 0.97，不同产地产品间的相似度大于 0.8；赤芝孢子粉与其他不同部位及不同品种的灵芝类产品的多糖指纹图谱显示出较大的差异。这为不同部位和不同品种的灵芝类产品的鉴别以及灵芝孢子粉的真伪与掺假检测提供了依据。

3. 核苷类及生物碱类

核苷类是一类具有广泛生理活性的水溶性成分。余兢光等曾从薄盖灵芝菌丝体中分离得到 5 种核苷类化合物，分别为尿嘧啶（uracil）、尿嘧啶核苷（uridine）、腺嘌呤（adenine）、腺嘌呤核苷（adenosine）和灵芝嘌呤（ganoderpurine）。近年来，许多学者对灵芝及灵芝孢子粉中核苷类成分进行了研究。王金艳等建立了灵芝孢子粉核苷类成分的 HPLC 分析方法，并运用建立的方法对不同破壁时间、不同采收时期采自龙泉、奉化、大别山、黄山 4 个产区的灵芝孢子粉中的 15 种核苷类成分的含量进行测定。结果表明，不同产地的灵芝孢子粉中核苷类成分的组成和含量具有显著差异，且孢子粉中的核苷含量随着产粉时间的延长有所增加，而破壁处理对灵芝孢子粉中核苷类成分提取率的影响不大。各待测样品中均含有胞嘧啶、尿苷、腺嘌呤、鸟苷、腺苷等成分，其中尿苷、鸟苷、腺苷 3 种核苷的含量占比均达到 70%以上，为灵芝孢子粉中的主要核苷类成分。周芬霞等也曾利用 HPLC 法测定了孢子灵芝粉剂中胞嘧啶、尿嘧啶、肌苷、鸟苷和腺苷 5 种核苷类成分含量，结果含量大小顺序为尿嘧啶＞肌苷＞鸟苷＞胞嘧啶＞腺苷。

灵芝中的生物碱含量较低，Liu 等曾报道从紫芝中分得 sinensine A、sinensine B、sinensine C、sinensine D 和 sinensine E 5

种生物碱。另有研究从赤芝孢子粉中发现胆碱（choline），甜菜碱（betaine）及其盐酸盐等化合物。灵芝中的生物碱虽然含量较低，但有些具一定的生物活性。如：γ-三甲胺基丁酸在窒息性缺氧模型中有延长存活期的作用，能使离体豚鼠的心脏冠流增加。临床上将甜菜碱和*N*-脒基甘氨酸共用治疗肌无力。

4. 甾醇类化合物

灵芝中的甾醇含量较高，仅麦角甾醇含量就达 0.3%左右。与三萜类成分类似，新版《中华人民共和国药典》规定了灵芝中甾醇含量不得少于 0.50%。已知从灵芝中分离到的甾醇有近 20 种，其骨架分为麦角甾醇类和胆甾醇类两种类型，如麦角甾醇（ergosterol），麦角甾醇棕榈酸酯（ergosta-palmitate），5α-豆甾烷二酮-3，6（5α-stigmastan-3，6-dione）等。简伟明等建立了破壁灵芝孢子粉甾醇类 HPLC 指纹图谱的分析方法，采集了 10 批不同产地破壁灵芝孢子粉的 HPLC 图谱，获得了 15 个共有峰，各样品图谱与标准指纹图谱的相似度均在 0.9 以上。研究者进一步利用细胞模型得到了 10 批破壁灵芝孢子粉样品粗甾醇提取物的抗人恶性乳腺癌细胞抑制率曲线及半数有效剂量（IC_{50}），运用多元线性回归统计方法，将抗肿瘤活性参数 IC_{50} 与 HPLC 指纹图谱共有峰的标准化峰面积比值关联，结果指纹图谱中与抗人恶性乳腺癌细胞活性关系密切的峰为麦角甾醇等 6 种活性成分。相比于孢子粉，灵芝孢子油中麦角甾醇含量较高。王晓琴等建立了灵芝孢子油中麦角甾醇含量测定的 HPLC 法并探讨了其在鉴别灵芝孢子油与食用植物油等方面的应用。结果表明，10个不同品牌灵芝孢子油中麦角甾醇含量在 0.65～2.79mg/g 之间，麦角甾醇可作为一个化学指标用于灵芝孢子油真伪鉴别及质量评价。

5. 其他类成分

灵芝中还含有多种类型的蛋白质，如真菌免疫调节蛋白（fungal immunomodulatory protein，FIP）、凝集素（lectin）、糖蛋白（glycoprotein）、酶等。灵芝孢子作为灵芝的繁殖细胞，也含有丰富的蛋白质等物质。王红梅等采用凯氏定氮法测定了灵芝破壁孢子粉中粗蛋白质含量，结果显示灵芝孢子粉中平均粗蛋白质含量为 11.55%。李静静等曾收集不同产地、不同品种的赤芝孢子粉及子实体，并对其中总蛋白、总多糖、总三萜的含量进行了测定和比较，结果发现全国 6 个主产区的破壁孢子粉总蛋白为 0.74%～1.91%，总多糖为 0.40%～2.25%，总三萜为 1.36%～3.15%。浙江赤芝品种子实体总多糖、总三萜、总蛋白质量分数分别为 0.25%～1.42%、0.44%～1.42%和 1.82%～3.67%；未破壁孢子粉分别为 0.41%～0.91%、0.09%～0.12%和 0.78%～0.90%，破壁孢子粉分别为 1.03%～2.25%、1.89%～3.15%和 0.96%～1.04%。由此可见，不同产区的灵芝破壁孢子粉化学成分含量存在显著差异，浙江产区总多糖和总三萜含量较高，福建产区总蛋白含量较高，浙江主栽赤芝品种‘龙芝 1 号’总三萜含量较高，‘沪农 1 号’总多糖含量较高；破壁孢子粉中总三萜与总多糖含量高于子实体，子实体菌柄中总多糖含量大多高于菌盖，菌盖中总三萜含量显著高于菌柄，二潮采收的菌盖和菌柄中总多糖含量高于一潮相应的部位，但总三萜含量大多低于一潮，孢子粉破壁可显著提高总三萜和总多糖的提取和溶出率。于华峥等也考察了灵芝子实体、菌丝体和孢子粉不同类化学成分的含量，结果发现灵芝孢子粉中蛋白质质量分数最高（11.1%），而菌丝体中蛋白质质量分数最低（7.1%）。灵芝子实体中灵芝三萜含量较高，种类全，而菌丝体中的三萜种类少，含量较低，同时未破壁的孢子粉中基本检测不到灵芝三萜。糖醇含量也有差别，菌丝体中有较高含量的阿糖醇，而在未破壁孢子粉和子实体中都是甘露醇含量较高。同时发现 3 种材料所含核苷的类别、含量均不同。该研究表明，灵芝子实体、菌丝体和孢子粉的化学成分差异较大，使用中应注意区别。

氨基酸类也是灵芝孢子粉中不可或缺的部分。张能荣等用氨基酸自动分析仪测定了灵芝孢子粉中的 19 种氨基酸，每 100g 灵芝孢子粉中其总含量为 7.20g。按氨基酸的含量由高到低排列，其顺序为：缬氨酸、谷氨酸、天冬氨酸、亮氨酸、丙氨酸、甘氨酸、苏氨酸、精氨酸、丝氨酸、赖氨酸、脯氨酸、苯丙氨酸、异亮氨酸、组氨酸、酪氨酸、γ-氨基丁酸、牛磺酸、甲硫氨酸、胱氨酸。陈体强等也从灵芝孢子粉中检出 18 种常见氨基酸，总量为 7.29～7.71mg/100mg，其中甲硫氨酸含量高达 3.30～3.48mg/100mg，人体必需氨基酸含量占总量的 69.4%～70.4%。灵芝孢子粉还含有棕榈酸（19.8%）、油酸（55.2%）、亚油酸（16.5%），以及少量的肉豆蔻酸、硬脂酸、廿碳烯酸和廿二碳四烯酸等；对 56 种元素进行定量或半定量分析，结果表明灵芝孢子粉碳氮比（C/N）=17.57：1，含有磷 1.28%、硫 0.87%、硅 0.92%、钾 1.64mg/g、钠 28μg/g、钙 0.713mg/g、镁 0.346mg/g、铁 0.64mg/g、锌 42.0μg/g、铜

1.27μg/g、锰 11μg/g、锶 6.09μg/g 等二十多种人体必需或有益的常量元素及微量元素。该研究者还对原木灵芝孢子粉和浸膏粉中的牛磺酸进行了测定比较，结果表明原木灵芝孢子粉和破壁孢子粉中牛磺酸含量分别为 8.44～9.23mg/100g 和 7.34～7.89mg/100g，而灵芝浸膏粉中牛磺酸含量很高（140.82～157.38mg/100g）。

破壁灵芝孢子粉中还含有不少油脂类成分，程夏倩等采用 HPLC-ELSD 法测定了 4 批未破壁灵芝孢子粉和 21 批破壁灵芝孢子粉中油脂类成分的含量，结果显示，4 批未破壁灵芝孢子粉均检出甘油三亚油酸酯、1，2-二亚油酸-3-油酸甘油酯、1，2-二亚油酸-3-棕榈酸甘油酯、1，2-二油酸-3-亚油酸甘油酯、1-棕榈酸-2-油酸-3-亚油酸甘油酯、甘油三油酸酯、1，2-二油酸-3-棕榈酸甘油酯、1，2-二油酸-3-硬脂酸甘油酯共 8 种油脂类成分，21 批破壁灵芝孢子粉中上述 8 种油脂类成分含量分别为 1.9～6.9mg/g、6.2～18.2mg/g、1.9～5.8mg/g、18.5～46.1mg/g、8.3～30.2mg/g、30.9～79.0mg/g、34.2～123.3mg/g 和 5.6～17.4mg/g。

此外，灵芝孢子粉中还含有脑苷、多肽、糖肽类、维生素 E、胡萝卜素等成分。

第二节 灵芝孢子粉的药理学研究概况

近年来，灵芝广泛的药理作用和临床治疗作用逐渐被证实，如免疫调节、抗肿瘤、神经系统保护、保肝、抗病毒、降血脂、抗突变等。

1. 灵芝的药理作用

1.1　免疫调节作用

作为一味扶正固本的中药，灵芝最早受到关注的就是其免疫调节作用。该作用可以认为是其发挥许多其他功效特别是抗肿瘤作用的基础。研究表明，灵芝孢子粉的免疫调节作用主要体现在：①对机体的特异性免疫功能及非特异性免疫均有明显的增强作用；②对机体的细胞免疫和体液免疫均有良好的调节作用；③对免疫抑制小鼠的功能恢复具有正调节作用；④对正常小鼠免疫功能也具有调节作用等，这些作用通过自由基清除、改善细胞呼吸、抑制细胞凋亡、刺激细胞因子和调节肠道菌群等多种途径而实现。灵芝子实体、菌丝体、孢子粉及灵芝水提液、多糖、蛋白质均有免疫调节作用，主要表现在增强正常小鼠细胞免疫和体液免疫功能，并能对抗免疫抑制药环磷酰胺等多种因素引起的小鼠免疫功能低下。顾欣等对灵芝孢子粉的药理研究表明，灵芝孢子粉水提取物能提高小鼠腹腔巨噬细胞酸性磷酸酶、β-葡萄糖醛酸酶活性及过氧化氢含量，并能对抗糖皮质激素对小鼠脾脏 DNA 合成的抑制作用及促进肝脏脂肪堆积的作用。这些结果说明灵芝孢子粉能激活巨噬细胞，对糖皮质激素有拮抗作用。范青生等对菌草灵芝孢子粉免疫增强作用进行了研究，结果 0.15g/kg 剂量可明显提高昆明种雌性小鼠的半数溶血值；0.45g/kg 剂量可显著提高小鼠迟发型变态反应能力、刀豆蛋白 A（ConA）诱导的淋巴细胞转化能力、增加抗体生成细胞数。张荣标等研究了破壁灵芝孢子粉对小鼠免疫功能的影响，方法分别以 0.125g/kg BW、0.25g/kg BW、0.75g/kg BW 剂量的破壁灵芝孢子粉经口给予 ICR 清洁级小鼠（一种品系的实验小鼠）连续30d后，测定ConA诱导的小鼠脾淋巴细胞转化功能、迟发型变态反应、小鼠抗体生成细胞和溶血素水平、小鼠碳廓清能力、腹腔巨噬细胞吞噬鸡红细胞能力以及NK细胞活性，结果在0.25g/kg BW和0.75g/kg BW剂量下破壁灵芝孢子粉能增强ConA诱导的小鼠脾淋巴细胞的增殖能力，并提高血清溶血素水平；0.25g/kg BW剂量的破壁灵芝孢子粉能促进2，4-二硝基氟苯（DNBF）诱导的小鼠迟发型变态反应、抗体生成细胞的生成，并增强碳廓清能力，证明了破壁灵芝孢子粉具有提高小鼠免疫力的作用。

章灵华等对灵芝孢子粉提取物在体内外的免疫效应进行了考察，发现灵芝孢子粉醇提取物在体内能抑制小鼠的迟发型过敏反应和对绵羊红细胞的初次抗体应答以及鸡红细胞诱导的循环抗体水平，在体外可抑制有丝分裂原刺激小鼠脾淋巴细胞和人扁桃体淋巴细胞的增殖反应。另外，该提取物可降低小鼠脾细胞白细胞介素2（IL-2）产生水平，并可抑制同种异型小鼠脾细胞的混合培养反应。这种对机体的细胞免疫和体液免疫功能的抑制作用可能是其用于治疗自身免疫与过敏反应有关疾病有效的免疫学基础。

从有效成分的研究来看，对灵芝多糖的研究最为多见，尤其是在细胞及细胞因子的免疫作用方面的研究较为深入，基本上阐明了灵芝免疫调节作用的机理，揭示了灵芝“滋补强壮、扶正固本”的原因。研究表明，灵芝多糖能增强正常小鼠的非特异性免疫能力，促进细胞免疫和体液免疫功能。灵芝多糖能增强机体的免疫应答反应，通过激活磷脂酰肌醇-3激酶途径抑制中性粒细胞的自发性凋亡而达到抗癌效果；通过促分裂原活化蛋白激酶（MAPK）和蛋白激酶 C（PKC）途径刺激中性粒细胞的吞噬作用和趋化性。灵芝多糖还能刺激 IL-1、IL-2、IL-3、IL-6、TNF-α、IFN-γ等细胞因子的分泌，调节免疫细胞的功能。张丽霞等从灵芝孢子粉中提取纯化多糖，研究了灵芝多糖对小鼠细胞免疫功能的影响。结果得到一种分子质量为 51kDa 的多糖，其单糖组成为葡萄糖和半乳糖。该成分能够刺激小鼠 T 淋巴细胞增殖，并呈现剂量依赖性；当质量浓度达到 100μg/mL 时，可以显著增强腹腔巨噬细胞的吞噬能力，提高细胞分泌 iNOS（诱导型 NO 合酶）的活力和 NO 的产生量，而继续提高质量浓度≥200μg/mL 后，可显著促进腹腔巨噬细胞分泌肿瘤坏死因子α（TNF-α）的能力且具有剂量依赖性，说明了灵芝多糖能够增强小鼠免疫细胞活性，具有成为生物免疫调节剂的潜力。张秀娟等还比较了灵芝多糖与灵芝孢子粉生物活性的差异，研究发现，与灵芝多糖相比，灵芝孢子粉对小鼠胸腺指数、脾指数、脾淋巴细胞增殖指数均有不同程度的提高，对超氧化物歧化酶（SOD）、丙二醛（MDA）指标的影响也有显著差异，在同一剂量（200mg/kg）下，灵芝孢子粉对小鼠免疫功能和抗氧化功能的提高明显优于灵芝多糖的效果。该研究提示了灵芝孢子粉中可能存在其他具有免疫调节作用的成分，如：灵芝蛋白和三萜类化合物。有研究表明，分自红芝的免疫调节蛋白 LZ-8 具有与凝聚素相似的生物活性，其体外可促进小鼠脾细胞及人的外周淋巴细胞的有丝分裂和羊红血细胞的凝聚，可作为小牛血清蛋白诱导的过敏性反应的抑制剂。该蛋白可经由细胞因子如白细胞介素 2（IL-2）、干扰素α（IFN-α）、肿瘤坏死因子α（TNF-α）、白细胞介素

1-β（IL1-β）等来调节免疫细胞的免疫效应。叶波平等利用凝胶层析法分离得到破壁灵芝孢子粉的蛋白质成分 LZP-2 和 LZP-3，通过体外小鼠脾淋巴细胞转化试验表明，LZP-2 和 LZP-3 具有较强的促淋巴细胞增殖的活性，且呈现出一定的剂量依赖性，SDS-PAGE 测得它们的相对分子质量分别为 67 000 和 43 000，初步认为该蛋白质可能是灵芝孢子中具有免疫调节活性的成分之一。此外，灵芝三萜类成分中的灵芝醇 F、灵芝酮二醇和灵芝酮三醇能有效抑制补体激活的经典途径，而灵芝酸 Me（ganoderic acid Me）可增加机体 IL-2、IFN-γ的表达，并上调和 IL-2 分泌相关的 NF-κB 的表达。

1.2　抗肿瘤作用

灵芝的抗肿瘤作用与其免疫调节作用密切相关，而且灵芝抗肿瘤作用的免疫学机制与中医“扶正固本”的治则相符。林志彬等从以下几个方面总结了灵芝发挥抗肿瘤作用的机制，即：①增强机体抗肿瘤免疫力；②抑制端粒酶活性；③诱导细胞凋亡和分化；④抑制自由基产生；⑤抑制肿瘤新生血管生成；⑥抑制肿瘤细胞周期；⑦抑制 DNA 拓扑异构酶活性；⑧抑制肿瘤细胞侵袭、迁移等。林志彬在其研究工作的基础上，结合国内外文献论述了灵芝抗肿瘤作用的免疫学机制，其中有：①促进单核巨噬细胞和自然杀伤细胞功能；②促进树突状细胞成熟、分化和抗原提呈功能；③活化淋巴细胞、增强细胞毒 T 淋巴细胞的功能及促进细胞因子的生成；④抑制肿瘤细胞的免疫逃逸反应及灵芝免疫治疗的基础研究等。

灵芝孢子粉体内外抗肿瘤研究由来已久，涉及上述作用机制的多个方面。以抗肝癌的研究为例，陈雪华等采用灵芝孢子粉对荷 HAC 肝癌小鼠进行了抗肿瘤实验，通过荧光细胞检测技术、体外细胞毒试验及肿瘤抑瘤率的测定，观察了灵芝孢子粉对荷 HAC 小鼠 T 细胞表面分化抗原、体外细胞杀伤功能以及肿瘤抑瘤率的影响。结果显示灵芝孢子粉治疗组中总 T 细胞的百分率（63.4%）高于对照组（56.3%），其中对总 T 细胞、辅助 T 细胞的上调较为明显；在对 HAC、YAC1 和 P815 肿瘤细胞的杀伤活性中，灵芝孢子粉组的杀伤活性分别为 27.3%、23.4%和 20.0%，高于对照组；灵芝孢子粉组的总抑瘤率为 42.2%，这些结果表明灵芝孢子粉是一种能激活和提高特异性（CTL）和非特异性杀伤细胞（NK、LAK）、抑制肿瘤细胞的增殖及调控机体免疫功能的中药。王筱婧等研究了灵芝孢子粉在体内、体外对人肝癌细胞生长的抑制作用，运用 MTT 法及裸鼠移植瘤模型进行研究。结果表明灵芝孢子粉对 HepG2 细胞的 IC_{50} 值随作用时间增加而减小，72h 达到最低（2.14g/L）；当剂量为 2g/kg 时，灵芝孢子粉对裸小鼠移植瘤的抑制率为 57.0%，镜下观察灵芝孢子粉治疗组肿瘤坏死组织较多，细胞异型性较小，说明了高浓度及高剂量的灵芝孢子粉具有抑制肿瘤细胞生长的作用。其后该课题组还考察了灵芝孢子粉对人肝癌细胞株 HepG2 细胞生长增殖和生长周期的影响。结果表明高剂量的灵芝孢子粉对 HepG2 细胞具有直接的抑制作用，并呈剂量和时间依赖性。2.5mg/mL 的灵芝孢子粉作用于 HepG2 细胞 72h 后，对细胞生长的抑制率最高可达 51.4%；流式细胞术实验结果表明，灵芝孢子粉浓度为 3mg/mL 时，可使肿瘤细胞生长 G_2 期缩短，浓度为 6mg/mL 时可使细胞出现明显的凋亡峰，由此说明灵芝孢子粉具有直接抑制肿瘤细胞生长的作用并可作用于细胞周期的 G_2 期，高剂量下灵芝孢子粉还可使肿瘤细胞发生凋亡。孙丽华等研究了灵芝孢子粉对荷 H22 肝癌小鼠髓源性树突状细胞（DC）的影响及其抗肿瘤效应。结果表明，灵芝孢子粉能够促进荷瘤小鼠髓源性 DC 的分化、成熟及表面分子CD11a、CD86的表达，增强DC诱导的细胞毒性 T 淋巴细胞反应；灵芝孢子粉能够使荷瘤小鼠免疫器官脾脏和胸腺的重量增加，并明显抑制肿瘤的生长，存在量效关系，从而说明灵芝孢子粉能够通过刺激 DC 的分化成熟，提高其抗原提呈能力，进而起到提高机体细胞免疫、抑制肿瘤生长的作用。赵晶等还考察了高破壁富硒灵芝孢子粉对HepG2细胞的生长抑制作用，采用 MTT 法及 Hoechst33258 荧光染色法进行研究，结果发现高破壁灵芝孢子粉能够抑制HepG2细胞的生长，与空白对照组比较差异显著。这种抑制作用具有浓度剂量效应且相同浓度下较灵芝孢子粉抑制作用更明显。

在其他类型肿瘤抑制作用方面，如生殖系统肿瘤的研究，梁军等考察了破壁灵芝孢子粉对人乳腺癌细胞系 MCF-7 的诱导凋亡作用。通过设定不同浓度的孢子粉处理 MCF-7 细胞，采用 MTT 法及碘化丙锭（PI）染色，流式细胞仪检测其凋亡情况。罗丹明 123 标记后检测线粒体膜电位情况。结果发现，与对照组相比，孢子粉组 MCF-7 细胞活力和增殖呈剂量依赖性下降，且各处理组的 MCF-7 细胞凋亡率随作用浓度的上升而增强，高浓度组罗丹明 123 荧光强度明显降低。这些结果表明破壁灵芝孢子粉能抑制 MCF-7 细胞的活力和增殖，诱导其凋亡，其作用与线粒体有关。彭玉娜等探讨了灵芝孢子粉对兔移植性肿瘤的生存期及外周血的影响。将成功接种荷 VX2 乳腺癌兔随机分为灵芝组和对照组，解剖死亡或结束时的兔子，用 Kaplan-Meier 进行生存曲线分析，LogRank 进行生存曲线显著性检验，并比较外周血的变化。结果显示灵芝组 60%生存，中位生存期大于 70d，而对照组只有 20%生存，中位生存期为 43d，两组生存期差别显著，兔最终死于远处转移，用药 4 周后灵芝组的白细胞明显升高。谢明等观察了破壁灵芝孢子（GLS）粉对人乳腺癌 MCF-7 细胞移植瘤生长增殖作用和 TMSG-1 mRNA 表达的影响。结果与对照组比较，中剂量和高剂量破壁 GLS 组（3g/kg 和 4.5g/kg）、模型组的移植瘤肿瘤体积与对照组比较显著减少，其肿瘤抑制率分别为 36.7%、44.5%和 54.2%；用药 4 周后，癌细胞 S 期和 G_2/M 期细胞所占比例下降，相应的 G_0/G_1 期细胞增加；凋亡实验显示药物组细胞凋亡率增加，总体凋亡率高于对照组；RT-PCR 结果显示破壁 GLS 组（1.5g/kg、3g/kg、4.5g/kg）可使 TMSG-1 mRNA 表达明显上调，该结果说明破壁 GLS 粉具有抑制肿瘤细胞增殖、诱导细胞凋亡的作用，同时具有潜在的抗肿瘤细胞转移的作用。王卫霄等研究了灵芝孢子粉对人卵巢癌 OV2008 细胞增殖及凋亡的影响。方法采用 WST-1 法、流式细胞术及 Hoechst-33258 染色方法评估细胞凋亡并采用 Western blotting 方法测定凋亡相关蛋白的表达。结果表明灵芝孢子粉可以抑制 OV2008 细胞的生长，并呈剂量和时间依赖性；流式细胞术结果提示灵芝孢子粉可使卵巢癌细胞生长阻滞于 G_1 期；Hoechst33258 染色结果显示灵芝孢子处理细胞后可以检测出凋亡细胞。Western blotting 方法检测到凋亡抑制蛋白 Bcl-2、Bcl-xl 随灵芝孢子浓度增加而下降，而促凋亡蛋白 Bax 及 P27，说明了灵芝孢子粉可以抑制卵巢细胞生长，使细胞生长阻滞于 G_1 期，并可以通过上调 Bax、P27，下调 Bcl-2 并活化 Caspase-3 而发挥其作用。

在呼吸系统肿瘤方面，刘伟探讨了灵芝孢子粉对 Lewis 肺癌小鼠腹腔巨噬细胞吞噬功能及血清 IL-2 的影响，结果显示灵芝孢子粉可使肺癌小鼠腹腔 MΦ 吞噬功能及血清 IL-2 水平明显增强，并明显提高抑瘤率，说明灵芝孢子粉可以提升肺癌小鼠的抗肿瘤免疫水平，对肺癌具有一定的抑制作用。赵燕等也探讨了灵芝孢子粉对荷 Lewis 肺癌瘤株小鼠突变型 *p53* 基因表达的影响及抑瘤作用，结果服用灵芝孢子粉的肺癌小鼠，与对照组比较，抑瘤率分别为 41.6%和 39.9%，差异显著；突变型 P53 蛋白表达阳性细胞显著降低，说明灵芝孢子粉能抑制肺癌小鼠癌基因 *p53* 的表达，并有较强的抑瘤作用。杨巍等研究了灵芝精粉与灵芝孢子粉对 Lewis 肺癌模型小鼠免疫功能的影响，并比较二者在肿瘤治疗中的免疫调节作用。结果表明，3 种灵芝制剂（灵芝孢子粉、灵芝精粉 001 及灵芝精粉 002）均可不同程度地提高 Lewis 肺癌模型小鼠 $CD4^+$、$CD8^+$ T 细胞数量，其中，以灵芝精粉 002 作用最为显著，3 种灵芝制剂对 Lewis 肺癌模型小鼠的体重、瘤重、瘤体积及 B 细胞数量均无明显影响，结果说明灵芝制剂对 Lewis 肺癌小鼠的免疫功能具有正向调节作用，而其中灵芝精粉的作用要优于灵芝孢子粉。陈艳等利用灵芝孢子粉对非小细胞肺癌小鼠 CD44 和突变型 P53 蛋白表达的影响及抑瘤作用进行了研究，结果服用灵芝孢子粉的肺癌小鼠，浓度剂量分别为 80%和 40%，抑瘤率分别为 49.5%和

40.2%，与对照均有显著差异；CD44和突变型P53蛋白表达明显低于模型对照组，说明灵芝孢子粉通过抑制肺癌小鼠CD44和P53的表达起到抑瘤作用。最近，王昕妍等比较了比较灵芝孢子粉、破壁灵芝孢子粉对Lewis肺癌荷瘤小鼠肿瘤生长及血管内皮生长因子（VEGF）表达的影响，结果表明破壁灵芝孢子粉抑制Lewis肺癌荷瘤小鼠肿瘤生长的效果优于灵芝孢子粉，其机制可能与诱导肿瘤细胞凋亡、降低VEGF表达有关。

此外，杨星昊等观察了灵芝孢子粉（50%破壁）对小鼠实验性突变和移植性肿瘤的影响，结果显示灵芝孢子粉可明显降低环磷酰胺所致小鼠骨髓嗜多染红细胞微核率，也能明显抑制S180移植性肿瘤生长，说明灵芝孢子粉具有一定抗肿瘤作用。匡建民等应用小鼠移植性肉瘤株S180观察齐鲁灵芝破壁孢子粉对荷瘤小鼠肿瘤生长的影响。选择经腹腔和腋下接种S180的昆明种小鼠为模型动物，经灌胃给予齐鲁灵芝破壁孢子粉5g/kg、1.25g/kg和0.25g/kg（药质量/鼠质量）为实验组，以生理盐水为阴性对照，以环磷酰胺注射液腹腔注射为阳性对照。结果显示腹水瘤组、实验组与阴性对照组体质量增长程度无差别，而阳性对照组体质量增长缓慢，阴性对照组的生存时间为（17±3.6）d，高、中、低实验组的生命延长率分别为38.2%、33.8%和22.4%；抑瘤率分别为46.0%、30.0%和14.0%，阳性对照组抑瘤率为84.0%，表明齐鲁灵芝破壁孢子粉对实体瘤荷瘤小鼠的实体瘤质量有一定的抑瘤作用。

从有效成分研究来看，江艳等报道了微波软化灵芝孢子粉中的多糖组分及其抗肿瘤活性。研究者采用水提取微波软化灵芝孢子粉总多糖，总多糖经分级沉淀得到多糖组分Lzps C，再采用DEAE cellulose和Sephadex G50柱色谱进行分离纯化。结果从微波软化灵芝孢子粉的水提物中分得一个多糖Lzps-1，其平均分子量为8000，为葡聚糖。微波软化灵芝孢子粉的水提物得到的总多糖Lzps对小鼠Lewis肺癌、小鼠S180肉瘤有较好的抑制作用，并能明显提高荷Lewis肺癌小鼠NK（自然杀伤细胞）活性。林志彬的研究团队也发现，灵芝多糖（包括破壁孢子多糖，GL-BSP）可明显抑制小鼠移植性肿瘤S180肉瘤、人肺癌（PG）和Lewis肺癌的生长，但直接加到体外培养的S180肉瘤、人白血病HL-60细胞和PG细胞的培养液中，不能直接抑制肿瘤细胞生长，也不能促进肿瘤细胞凋亡，提示灵芝提取物和多糖在体内的抑制肿瘤生长并非直接细胞毒作用，而增强机体的抗肿瘤免疫力可能是其中重要的一环。进一步研究表明，GL-BSP的体内抗肿瘤作用与其促进免疫细胞因子产生，增强NK细胞、巨噬细胞和淋巴细胞的功能有关。灵芝孢子粉中含有多种人体必需元素（K、Ca、Mg、Cu、Fe、Zn、Ge、Co、Cr、Se等），这些元素是人体生命活动中所不可缺的，其中天然有机锗能增强人体血液供氧量，促进血液新陈代谢，消除体内自由基，防止细胞老化，抑制癌细胞恶化和扩散；有机硒可预防癌症，减轻疼痛，预防前列腺病变等。

除了直接的抗肿瘤作用，灵芝孢子粉还可能通过联合用药发挥作用。陈小君等曾探讨灵芝孢子粉与环磷酰胺合用对小鼠移植性动物肿瘤的抑制作用。将小鼠随机分成4组，灌胃给药，阴性对照组为0.5%羧甲基纤维素钠20mL/（kg·d），实验组1以环磷酰胺（CTX）20mg/（kg·d）灌胃，实验组2为灵芝孢子粉4g/（kg·d）灌胃，实验组3为灵芝孢子粉

4g/（kg·d）+环磷酰胺 20mg/（kg·d），各组均于接种后24h开始给药，连续10d，末次给药后24h处死，计算抑瘤率，结果显示各组抑瘤率分别是CTX组 63.5%～66.1%，灵芝孢子粉组 63.0%～64.7%，联合用药组 77.8%～79.1%，各实验组的抑瘤作用与阴性对照组比较均有极显著差异。孢子粉与 CTX 联合用药组与单用灵芝孢子粉组或单用 CTX 组比较，前者的抑瘤率均明显高于后两者单独用药的抑瘤率，该结果说明了灵芝孢子粉与CTX两者联合使用具有协同抑瘤作用，灵芝孢子粉可减轻CTX的副作用。朱林波等研究了肿瘤热休克蛋白70（HSP70）与灵芝孢子粉联合运用对荷瘤小鼠的治疗作用，结果也表明HSP70与灵芝孢子粉联合应用较单独应用的治疗效果更明显。单独应用灵芝孢子粉能延长荷瘤小鼠的生存期限，其中1只获得长期带瘤生存，而HSP70可使40%荷瘤小鼠的肿瘤全部消退，获得长期无瘤生存；联合应用组 40%荷瘤小鼠的肿瘤完全消退，3只小鼠获得长期生存，其中2只为无瘤生存，且肿瘤体积及质量均较单独应用组差别显著，平均生存期＞（84.6±7.8）d，也与对照组相比差异显著。两药单独应用组、联合应用组血清 IFN-γ、趋化因子 9（CXCL-9）、CXCL-10 水平均显著高于对照组；联合应用组血清 IFN-γ、CXCL-9、CXCL-10 水平较单独应用组差别显著。该结果说明了 HSP70 与灵芝孢子粉联合应用对荷瘤小鼠有明显的治疗作用，可明显阻滞肿瘤进程，提高生存率。杨超等还研究了破壁灵芝孢子提取物对裸鼠卵巢上皮性癌细胞的生长抑制作用、增强化疗药物紫杉醇作用的机制。该研究以人卵巢癌移植瘤为研究对象，以破壁灵芝孢子粉提取物为处理因素，应用实时荧光定量 PCR 方法检测实验组和对照组瘤体组织中 microRNA let-7 的表达情况。结果 let-7 在实验组瘤体组织中呈高表达，在对照组呈低表达，其中灵芝+紫杉醇组表达最高，差异显著，说明灵芝孢子可通过增强 let-7 的表达来诱导裸鼠卵巢上皮性癌细胞凋亡，抑制其增殖并增强化疗药物紫杉醇的作用。此外，灵芝孢子粉还有对抗癌药环磷酰胺的毒副反应，具有对化疗药导致的肠道损伤的保护作用，可配合放疗减轻胃肠道反应，具有对失血性休克复苏时肠黏膜损伤的保护作用，以及在真菌性肠炎所致腹泻中起保护作用等。

1.3　神经系统保护作用

一般情况下，灵芝对中枢神经系统的作用主要表现为镇静、镇痛和安定。现代研究表明，灵芝孢子粉对神经系统具有一定的保护作用。其具体表现可归纳如下。①抗癫痫。譬如，灵芝孢子粉可以增加海马神经元细胞的数量和保持细胞的形态，促进神经营养因子的表达、抑制神经系统中 *N*-钙黏素的表达来保护海马神经元细胞，还通过降低癫痫大鼠神经生长因子（NGF）的过度表达发挥抗癫痫的作用。②镇静催眠。灵芝孢子粉可以增强巴比妥类药物对神经系统的作用，从而起到镇静作用。③增强记忆。乙酰胆碱（ACh）是形成记忆所必需的神经递质和形成长期记忆的生理基础。灵芝孢子粉可提高神经系统内 ACh 含量，增强中枢胆碱能神经系统的功能来改善 EP 大鼠学习记忆功能。④联合脑源性神经营养因子促进神经干细胞定向分化的能力。⑤调控神经细胞凋亡基因。灵芝孢子粉有效成分可有效调控 *bcl-2* 的表达，借以发挥抗凋亡的神经保护作用。⑥对帕金森病（PD）等神经退行性疾病有保护作用，预防阿尔茨海默症。灵芝孢子粉通过阻止 1-甲基-4-苯基-1，2，3，6-四氢吡啶（MPTP）的产生，从而防止多巴胺能神经元损伤。MPTP 的作用是在黑质细胞内脱氢生成 MPP^+，这种离子可以抑制线粒体复合酶，使该细胞死亡。孢子粉也可以保护孕鼠由缺乏维 A 酸引起的神经管损伤等。

癫痫是神经系统常见病，也是由多种病因导致的慢性脑疾患。王淑秋等很早就采用灵芝孢子粉对戊四氮（PTZ）致痫大鼠脑组织神经营养因子（BDNF）表达的影响，探索癫痫发病机制及灵芝孢子粉对癫痫的干预作用，结果发现所有大鼠均达到癫痫模型点燃标准。使用灵芝孢子粉的中药干预组与癫痫模型组相比，脑内 BDNF 含量明显升高，同时神经元形态学改变明显好转，说明灵芝孢子粉能够增强脑源性神经营养因子的表达，从而减轻癫痫发作给神经系统带来的损伤。该课题组随后考察了灵芝孢子粉对戊四氮致痫大鼠大脑皮质及海马区增殖细胞核抗原（PCNA）变化的影响，结果表明癫痫模型组 PCNA 阳性细胞数目明显增多，与对照组比较有显著性差异，灵芝孢子粉干预组与癫痫模型组比较 PCNA 阳性细胞数明显减少，差异有显著性，PCNA 在戊四氮致痫组的大脑海马区的蛋白质含量与对照组比较有显著性差异，灵芝孢子粉干预组与癫痫模型组比较有显著性差异，说明灵芝孢子粉可以通过调节 PCNA 含量抑制星形胶质细胞（AS）增生，从而影响戊四氮致痫大鼠癫痫发作的发生与发展。采用同样的动物模型，赵璐等还观察和探讨灵芝孢子粉干预后 PTZ 致痫大鼠皮质和海马区胶质细胞源性神经营养因子（GDNF）和神经营养因子 3（NT-3）的变化，结果灵芝孢子粉干预后，皮质和海马区 GDNF 和 NT-3 较癫痫模型组明显增加，海马中 GDNF 和 NT-3 的表达较癫痫组显著增加，说明了灵芝孢子粉能够增强 GDNF 和 NT-3 的表达从而减轻癫痫发作给神经系统带来的损伤。同此，王淑秋等还观察了戊四氮致痫大鼠脑神经型钙黏附素（*N*-cadherin）和神经营养因子 4（NT-4）表达的变化及灵芝孢子粉的干预治疗作用，结果也表明灵芝孢子粉组和癫痫模型组实验动物均达到点燃标准。与癫痫模型组动物相比，灵芝孢子粉组大鼠潜伏期明显延长，但持续时间无显著差异。免疫组化和 Western blotting 检测结果表明癫痫模型组实验大鼠脑海马和皮质 *N*-cadherin 含量比正常对照组显著增高，灵芝孢子粉组 *N*-cadherin 含量比癫痫模型组明显下降；癫痫模型组大脑海马和皮质 NT-4 含量比正常对照组增加，灵芝孢子粉组 NT-4 含量比癫痫模型组增加，说明灵芝孢子粉能够降低 *N*-cadherin 的表达，调整病变神经元兴奋性，起到抗癫痫作用，还能增强NT-4的表达从而减轻癫痫发作对神经系统的损伤。此外，王淑秋等还研究了灵芝孢子粉对癫痫大鼠脑组织超氧化物歧化酶（SOD）、丙二醛（MDA）、总抗氧化能力（T-AOC）、细胞色素 c、热休克蛋白 70（HSP70）、线粒体 Ca^{2+}和脑源性神经营养因子（BDNF）的影响。结果与癫痫模型组相比，灵芝孢子粉组线粒体内细胞色素 c、线粒体 Ca^{2+}的含量和 HSP70 的表达显著增高，而胞浆内细胞色素 c 含量则明显降低；脑组织 SOD 和 T-AOC 的活性明显增加，而 MDA 含量明显降低，大脑皮质和海马区 BDNF 阳性细胞数癫痫模型组明显高于正常对照组。灵芝孢子粉组皮质和海马区 BDNF 阳性神经元数目进一步增多，与癫痫模型组相比差异显著，说明了灵芝孢子粉能明显降低癫痫发作对脑细胞线粒体造成的损伤。其作用机制可能是通过清除自由基、增强脑组织的抗氧化能力，从而减轻自由基对线粒体膜的损伤作用，恢复线粒体的能量代谢，减轻脑细胞的损伤与凋亡。

张虎等研究表明，灵芝孢子粉可能减弱神经细胞黏附分子（NCAM-L1）调控细胞与细胞之间黏附的作用并降低其迅速改变突触的结构和效能的作用，阻断其介导的信号传递在细胞生长、分化和行为方面的重要作用，从而明显拮抗NCAM-L1 在癫痫时对脑组织的各种改变和损伤。赵春霞等探讨了灵芝孢子粉对戊四氮致痫大鼠海马组织的神经生长因子NGF 的变化，结果显示灵芝孢子粉组和模型组实验动物全部达到点燃标准，灵芝孢子粉组 NGF 明显低于模型组。结果表明灵芝孢子粉能有效降低癫痫大鼠的 NGF 过度表达，对神经细胞起保护作用，以减轻对癫痫大鼠中枢神经系统造成的损害起到了抗癫痫作用。朱孔利等也考察了灵芝孢子粉对戊四氮致痫大鼠脑组织中生长抑素（SS）、5-羟色胺（5-HT）和 ATP 酶的影响，探讨其抗癫痫作用机制。结果发现，灵芝孢子粉组和癫痫模型组均达到癫痫模型点燃标准；免疫组化显示，癫痫模型组大脑皮质及海马 SS 免疫反应阳性细胞数比空白对照组明显增多；灵芝孢子粉组大脑皮质及海马 SS 免疫反应阳性细胞比癫痫模型组数显著减少，癫痫模型组海马 5-HT 含量明显低于空白对照组，而灵芝孢子粉组海马 5-HT 含量比癫痫模型组显著增多；癫痫模型组大脑皮质及海马 ATP 酶含量低于空白对照组，而灵芝孢子粉组高于癫痫模型组。该结果说明了灵芝孢子粉能有效降低癫痫大鼠脑皮质和海马区 SS 的含量，提高脑组织中 5-HT 和 ATP 酶的含量，使神经元兴奋性减弱，减轻癫痫的发作，从而降低癫痫发作给神经系统带来的损伤。李晶等探讨了灵芝孢子粉对癫痫大鼠脑组织病理变化、Cu^{2+}、Zn^{2+}含量的影响，结果显示模型组神经细胞有不同程度的变性、坏死，胞核固缩、深染、水肿；脑组织 Cu^{2+}含量明显降低，而 Zn^{2+}含量却明显升高，而灵芝孢子粉能减轻神经细胞的变性、坏死，调节微量元素含量，从而发挥保护神经元的作用。近期还有张金波等研究探讨了灵芝孢子粉对癫痫大鼠海马神经细胞抗凋亡的保护作用及其作用机制，结果发现癫痫模型组和灵芝孢子粉用药组 *bad* 的表达较正常对照组均升高，但灵芝孢子粉用药组 *bad* 的表达水平比癫痫模型组明显降低。癫痫模型组和灵芝孢子粉用药组 *bcl-xl* 的表达较正常对照组均降低，而灵芝孢子粉用药组 *bcl-2* 的表达水平比癫痫模型组明显升高；癫痫模型组和灵芝孢子粉用药组 *p53* 的表达较正常对照组均升高，但灵芝孢子粉用药组 *p53* 的表达水平与癫痫模型组比较明显降低，此结果说明灵芝孢子粉可通过线粒体途径发挥抗凋亡保护作用。其后，张金波等还研究探讨了灵芝孢子粉对癫痫大鼠脑保护的作用机制和癫痫与海马神经细胞凋亡调控基因之间的关系。通过制备癫痫模型，RT-PCR 和 Western blotting 检测正常对照组、癫痫模型组和灵芝孢子粉用药组 *caspase-9* 的表达，结果显示癫痫模型组和灵芝孢子粉用药组 *caspase-9* 的表达较正常对照组均升高，其中癫痫模型组 *caspase-9* 的表达水平与对照组比较明显升高，而灵芝孢子粉用药组 *caspase-9* 的表达水平与癫痫模型组相比明显降低，从而证实 *caspase-9* 介导了癫痫大鼠神经细胞凋亡，说明灵芝孢子粉可以通过调控 *caspase-9* 的表达发挥抗凋亡的神经保护作用。最近，朱孔利等还对灵芝孢子粉抗癫痫作用机制的研究进展进行了总结，认为灵芝可通过免疫调节、抗氧化、清除自由基、抑制细胞凋亡、增强学习记忆功能、促进神经修复等方面发挥抗癫痫作用。

在促进神经干细胞定向分化的能力方面，郑衍芳等还观察了灵芝孢子粉联合脑源性神经营养因子（BDNF）对体外培养的新生大鼠海马神经干细胞（NSC）向神经元定向分化的影响。方法取新生 24h 大鼠海马组织，采用无血清培养法获得 NSC，进行 NSC 的 Nestin 鉴定。将传 3 代的 NSC 加入血清对照组，BDNF 对照组，低、中、高剂量灵芝孢子血清组，BDNF+高剂量灵芝孢子血清组分别加入相应浓度纯血清，BDNF 及 150mg/kg、300mg/kg、450mg/kg 的灵芝孢子含药血清，BDNF+450mg/mL 灵芝孢子血清培养 7d 后作 NSE 免疫细胞化学染色，计数阳性细胞率及其突起长度并进行统计学分析。结果显示，新生大鼠海马分离的单个细胞通过培养形成神经球，经检测确定为 Nestin 阳性细胞。低、中、高剂量灵芝孢子血清组及 BDNF+高剂量灵芝孢子血清组呈 NSE 阳性且 NSE 阳性细胞率高于对照组，NSE 阳性细胞率随灵芝孢子浓度的升高而升高，差异有统计学意义；高剂量灵芝孢子血清组、BDNF+高剂量灵芝孢子血清组突起长度明显高于血清对照组，BDNF+高剂量灵芝孢子血清组明显高于 BDNF 对照组，差异有统计学意义。这些结果说明灵芝孢子粉有利于 NSC 向神经元方向分化，在一定范围内呈量效依赖关系，联合 BDNF 可以提高灵芝孢子粉对 NSC 定向分化的能力并使其突起长度增加。

在帕金森病（PD）的防治方面，灵芝孢子粉也有较好表现。谢安木等研究了灵芝孢子对PD模型鼠脑黑质酪氨酸羟化酶（TH）的影响进行了研究，免疫组化显示灵芝孢子组术侧鼠脑黑质TH阳性神经元数量为99.7±13.6，PD组为51.0±13.5，灵芝孢子组较PD组显著升高，原位杂交显示灵芝孢子组术侧鼠脑黑质TH mRNA阳性神经元数量为180.3±24.3，PD组为72.7±15.0，灵芝孢子组较PD组显著升高，Western blotting检测显示灵芝孢子组TH蛋白较PD组显著增加，HPLC检测术侧鼠脑黑质多巴胺（DA）水平在灵芝孢子组为（0.7±0.3）ng/mg蛋白质，PD组为（0.4±0.1）ng/mg蛋白质，灵芝孢子组较PD组显著升高，结果说明灵芝孢子能够提高TH的表达，并提高鼠脑黑质DA的水平，推测对6-OHDA诱导的PD可能有脑保护作用。随后该课题组研究了灵芝孢子粉对帕金森病大鼠模型黑质神经细胞Caspase-3的影响，发现灵芝孢子组术侧黑质Caspase-3及其mRNA阳性神经元数量较PD组明显降低，Western blotting显示Caspase-3蛋白较PD组显著降低，表明灵芝孢子能够降低Caspase-3的表达，对PD大鼠有脑保护作用。此外，杨海华等研究灵芝孢子粉对脂多糖（LPS）所致的多巴胺能神经元变性的影响，以探讨灵芝孢子粉对PD的脑保护作用，结果显示行为学改变为LPS加灵芝孢子粉组14天的旋转次数30min为（94±3）r，LPS组为（125±12）r；免疫组化显示两组术侧中脑TH阳性神经元数量均较正常明显下降，但LPS加灵芝孢子粉组的TH阳性细胞数较LPS组明显增多；RT-PCR检测显示LPS加灵芝孢子粉组TH的mRNA表达量较

LPS 组的显著增加，此结果表明灵芝孢子粉的干预可有效改善 LPS 大鼠的旋转行为，减少黑质多巴胺能神经元的损伤，提示灵芝孢子粉对 LPS 所致的多巴胺能神经元变性起到一定的保护作用。

近期研究还表明灵芝孢子粉具有抗抑郁作用。张天柱等探讨了灵芝孢子粉抗抑郁作用机制，基于慢性轻度不可预见性的应激模型，通过观察大鼠行为学，采用酶联免疫法检测大鼠血清炎症因子（IL-6、TNF-α），LC-MS 法测定大鼠脑内去甲肾上腺素（NE）、5-羟色胺（5-HT）含量，Western blotting 检测大鼠海马区神经营养因子 BDNF 蛋白表达。结果发现灵芝孢子粉能显著改善抑郁大鼠行为学，显著减少抑郁大鼠血清中的炎症因子（IL-6、TNF-α）的含量，减少大鼠脑内 NE 的含量，增加 5-HT 的含量，并能增加抑郁大鼠脑内海马区 BDNF 的蛋白质表达，说明灵芝孢子粉具有抗抑郁作用。

1.4　抗病毒作用

朱海东等考察了赤灵芝孢子粉治疗 HSV-2 感染小鼠后其血浆 IFN-γ和 TGF-β的动态变化，结果显示赤灵芝孢子粉治疗组 IFN-γ值与病毒组比显著增高，同时，赤灵芝孢子粉治疗组 TGF-β值显著降低，说明赤灵芝孢子粉通过免疫调节增强机体抗病毒的细胞免疫功能，缓解了小鼠感染 HSV-2 后的症状。有报道认为，灵芝孢子中至少有两类抗病毒物质，一类为水溶性物质，另一类是醇溶性物质。实验表明，灵芝中的蛋白多糖有抗病毒活性，与酸结合的灵芝多糖（APBP）有抗疱疹病毒 HSV-1 和 HSV-2 的活性。醇溶性成分中，灵芝三萜类成分不容忽视。例如，Min 等从赤芝孢子粉中分离得到了灵芝酸，体外试验表明其对 HIV-1 蛋白酶活性有明显抑制作用，其 IC_{50} 为 20μmol/L。Sato 等从紫芝中分离得到灵芝酸 GS-2（ganoderic acid GS-2）、20-羟基赤芝酸 N（20-hydroxylucidenic acid N）、20（21）-二羟基赤芝酸 N[20（21）-dehydrolucidenic acid N]和灵芝醇 F（ganoderiol F）等三萜类化合物，对 HIV-1 蛋白酶的活性有一定的抑制作用，其 IC_{50} 均在 20～40μmol/L。此外，Zhang 等还发现两种灵芝酸类化合物，即 GLTA 和 GLTB 可以抑制肠道病毒 71 对人体的感染，通过与肠病毒 71 反应来阻止肠病毒 71 吸附正常细胞，进而保护人体免受肠道病毒 71 的侵害。

1.5　肝肾保护作用

灵芝孢子粉具有一定的保肝解毒作用。邱赛红等对灵芝及其提取物在减轻肝损伤方面的研究文献进行了整理，认为灵芝及其提取物对多种有毒物质（如：化疗药物、CCl_4、D-氨基半乳糖、毒蕈、酒精、肝毒性物质等）、乙肝病毒、非酒精性脂肪肝以及免疫与缺血等因素造成的肝损伤均有保护作用，并在抑制肝纤维化、减轻脂肪肝形成等方面也具有良好的作用趋势。其有效成分可能包括了多糖、三萜类化合物和肽类等。

刘刚等用赤灵芝及其孢子粉混合提取后的流浸膏进行预防给药考察对小鼠肝脏 CCl_4 损伤的影响。结果显示模型组小鼠的谷丙转氨酶（ALT）、谷草转氨酶（AST）含量比空白组显著升高，低、中、高剂量组小鼠的 ALT 和 AST 含量较模型组低，差异显著或极显著，与模型组比较，各剂量组小鼠肝细胞损伤的各种病变均有所减轻，气球变性、肝细胞坏死和总分等三项指标差异有统计学意义，表明赤灵芝及其孢子粉的提取物对小鼠CCl_4肝损伤具有缓解作用。杨丽丽等研究了灵芝孢子粉对小鼠亚急性酒精性肝损伤的干预作用。结果与空白对照组相比，模型组小鼠血清 ALT 和 AST 活性显著增加，肝脏呈弥漫的脂肪样变性和炎症性变化，而灵芝孢子粉+酒精组小鼠血清ALT和AST活性与模型组相比显著降低，肝脏病理学改变仅呈局灶性脂肪样变性，说明了灵芝孢子粉对小鼠酒精性肝损伤有明显的保护作用。更多研究表明，灵芝孢子粉及萌动激活的破壁灵芝孢子粉对 D-氨基半乳糖所致肝损伤都具有明显的保护作用，而灵芝孢子油（采用超临界二氧化碳流体萃取技术从破壁的灵芝孢子中萃取得到的油状脂质物）对CCl_4所致的肝细胞损伤也显示出明显的保护作用；从赤灵芝孢子粉酯溶部分分离得到的赤灵芝孢子酸 A 可降低 CCl_4和 D-氨基半乳糖引起的小鼠转氨酶升高，对丙酸杆菌引起的小鼠免疫性肝损伤也有保护作用；灵芝孢子粉溶于醚的部分对部分肝切除的小鼠具有一定的促进肝细胞再生的作用。

在有效成分的研究方面，黄宗锈等采用经典的CCl_4模型，同时给予动物低、中、高剂量的灵芝三萜，通过血清生化指标的检测，发现灵芝三萜能够明显抑制 CCl_4 引起小鼠血清 ALT和AST的升高。此外，灵芝三萜还能使肝脏组织形态学上的肝细胞变性、坏死程度得到明显的改善和恢复，表明灵芝三萜类成分对CCl_4引起的肝脏损伤有较好的保护作用。鲍琛等研究发现灵芝三萜类成分对高脂饲料所致非酒精性脂肪肝小鼠具有保肝调脂作用，其高、中剂量的灵芝三萜类成分都明显表现出了对肝脏的保护作用，可以降低非酒精性脂肪肝小鼠肝脏中甘油三酯（TG）、总胆固醇（TC）、丙二醛（MDA）含量，提升超氧化物歧化酶（SOD）的活力，且通过组织病理学检查后发现，小鼠脂肪肝程度和肝细胞坏死程度有明显减轻。另外，Zhang 等曾研究了灵芝多糖（GLP）对卡介苗（BCG）引起的小鼠免疫性肝损伤的影响，结果应用 GLP 可以显著减轻肝大，降低血清 ALT 水平及 NO 的产生，改善 BCG 导致的急性和慢性炎症。此外，免疫组化也显示 GLP 可以抑制 BCG 诱导的免疫性肝损伤模型中 iNOS 的表达，由此表明，灵芝多糖可通过影响 NO 的产生而起到保护 BCG 诱导的免疫性肝损伤的作用。

此外，灵芝孢子粉还有抗肝纤维化作用，该作用可能是通过保护肝细胞，抑制炎症、减少或消除激活肝星状细胞（HSC）的始动介质及减少胶原合成、促进胶原的降解及吸收而实现的。研究表明，采用破壁灵芝孢子粉（0.5g/kg 和 3g/kg）给药 6 周对 CCl_4 所致的慢性肝损害的进行干预，结果表明灵芝孢子粉能够明显降低血清 ALT 及 AST 的水平，降低血清透明质酸（HA）、Ⅳ型胶原（CIV）的水平，因而具有一定的抗肝纤维化作用。HA 产生于 HSC，在内皮细胞中降解，肝纤维化时其产生增加，其增高程度与病情发展一致。CIV 是血管、胆管基底膜的主要成分，肝纤维化及肝硬化时其合成与沉积增加。陈洁等研究则提示，灵芝三萜可能通过抑制生长转化因子 β1（TGF-β1）和基质金属蛋白酶 2（MMP-2）的表达及减少胶原纤维合成从而阻止并改善肝纤维化。李文斌等还观察了破壁灵芝孢子粉对 CCl_4 诱导的肝纤维化大鼠的影响，结果破壁灵芝孢子粉可明显减少肝脏胶原沉积及 TGF-β1、基质金属蛋白酶 1（TIMP-1）的表达，说明破壁灵芝孢子粉可通过下调 TGF-β1、TIMP-1 抑制胶原合成及加强胶原分解，从而抑制肝纤维化形成。此外，王嘉淇等通过比较破壁灵芝孢子粉与雌二醇对肝纤维化生化指标的影响，从而为治疗肝硬化提供参考，结果发现高剂量组（3g/kg）的破壁灵芝孢子粉降低效果最好，其次是雌二醇组，最后是低剂量组（0.5g/kg）。

不仅如此，灵芝孢子粉对肾脏也具有一定的保护作用。动物实验发现在大鼠阿霉素肾病模型中，灵芝孢子粉显示了降低尿蛋白及减轻肾小球硬化的作用，证实灵芝孢子粉对大鼠阿霉素肾病的肾脏病理改变有早期防护作用。推测灵芝孢子粉治疗肾病综合征的部分机制可能是通过抑制肾组织转化生长因子β表达而发挥作用。刘莹等研究发现，灵芝孢子对 T2DM 大鼠肾脏线粒体脂质过氧化有较好的拮抗作用，可减轻氧自由基介导的线粒体膜结构与功能的损伤，减轻糖尿病过程中脂质过氧化和自由基对 T2DM 大鼠肾脏细胞线粒体的损伤。基于动物实验，可以推测灵芝孢子粉对肾脏有一定的保护作用。

1.6 降低血糖和血脂作用

研究表明灵芝孢子粉在 500mg/kg BW（相当于人体推荐摄入量的 20 倍）的剂量时，具有降低试验大鼠血清总胆固醇（TC）和甘油三酯（TG）的作用；而对大鼠血清高密度脂蛋白胆固醇（HDL-c）无影响，说明赤灵芝孢子粉具有调节血脂作用。灵芝孢子粉中三萜类物质和多糖均与降脂作用有关。罗少洪等探讨灵芝多糖对高血脂大鼠血脂的调节作用。实验通过高脂饲料喂养建立高血脂大鼠模型，结果显示灵芝多糖均可显著性抑制高血脂大鼠血清总胆固醇（TC）、三酰甘油（TG）和低密度脂蛋白胆固醇（LDL-c）的升高，并能升高高密度脂蛋白胆固醇（HDL-c）。尚有研究发现，灵芝孢子粉乙醇提取物的水溶部分对链脲佐菌素（STZ）所致的糖尿病大鼠有明显的降低血糖作用，增强耐糖效应，给药组大鼠血糖值从第 3 天后持续下降，胰岛素水平增高，而生长激素、皮质醇维持较正常水平。其作用机制可能是该部分对 STZ 损伤的胰岛β细胞有保护作用或恢复部分受损的β细胞功能，促进残存胰岛β细胞释放胰岛素。其他研究还表明，灵芝孢子对 STZ 所致的糖尿病模型大鼠有降血糖、增强耐糖效应、促进胰岛素分泌作用，可能机制是通过减轻胰腺细胞线粒体钙超载、线粒体细胞色素 c 氧化酶的释放，从而减轻胰腺组织的损伤。

此外，灵芝孢子粉还可能对抗糖尿病并发症。如灵芝孢子能降低扩张型心肌病（DCM）心肌线粒体钙的含量，改变细胞色素 c（Cyt c）在 DCM 心肌线粒体内外的分布，保护心肌细胞，改善心肌舒缩功能。还有研究提示，灵芝孢子粉可以通过抑制 DCM 时的心肌细胞凋亡，对 DCM 的心肌细胞起到保护作用。灵芝孢子粉还能有效降低丙二醛（MDA）的含量，减少其对糖尿病大鼠生殖系统的毒性损害，增强 SOD、GSH-Px 活性，抑制糖尿病大鼠生殖系统的细胞凋亡，或可降低糖尿病大鼠血清胰岛素、卵巢组织卵胞刺激素、睾酮、胞浆细胞色素 c 含量，调节卵巢组织雌二醇、线粒体 Cyt c、钙含量，从而对糖尿病大鼠睾丸细胞或者卵巢组织起保护作用；以及灵芝孢子粉减轻视网膜的氧化损伤，从而对糖尿病视网膜病变起一定保护作用等。

1.7 其他作用

王红岩等研究了灵芝全粉（含灵芝孢子）水提物和醇提物的抑菌作用和抗氧化作用，结果表明，灵芝全粉水提物和醇提物对 5 种供试菌株均有较强的抑制作用，其中醇提物的抑菌效果好于水提物。灵芝全粉水提物和醇提物对大肠杆菌的最低抑制浓度（MIC）分别为32mg/mL和16mg/mL，对金黄色葡萄球菌的 MIC 分别为 64mg/mL 和 32mg/mL，对藤黄微球菌的 MIC 分别为 32mg/mL 和 8mg/mL，对变形杆菌的 MIC 分别为 64mg/mL 和 8mg/mL，对枯草芽孢杆菌的 MIC 分别为 32mg/mL 和 8mg/mL；抗氧化结果显示灵芝全粉水提物与醇提物均具有较好的抗氧化活性，其中 2mg/mL 的灵芝全粉水提物和醇提物对 DPPH 自由基的清除率分别为 56.22%和 20.67%，FRAP 值分别为 3.52mmol/mL 和 3.77mmol/mL。说明了灵芝全粉的两种提取物均具有较好的抑菌作用和抗氧化作用，其中醇提物的抑菌效果和总抗氧化能力好于水提物，而水提物对 DPPH 自由基清除率好于醇提物。还有研究发现，灵芝三萜类化合物可以通过增强机体清除氧自由基的能力和抗氧化功能，减轻自由基的损伤效应，减少脂质过氧化反应的发生和脂质过氧化产物的生成，维持细胞内环境的稳定，从而起到保护细胞，延缓衰老的作用；灵芝三萜类化合物对革兰氏阳性菌、革兰氏阴性菌及真菌也有一定的抑制作用等。灵芝多糖可有效抑制动脉粥样硬化病理进程，其机制与下调 Nox4、p22phox 等 NADPH 氧化酶蛋白表达水平及抑制主动脉氧化应激反应有关；灵芝多糖还具有抗氧化和清除自由基的能力。此外，灵芝孢子粉对小鼠迟发型超敏性皮肤炎症有抑制作用，以及具有抗辐射损伤作用等。

2. 灵芝的安全性

除我国外，灵芝产品在日本、韩国等国家也很受推崇。目前灵芝尚未纳入国家药食同源的目录，只在《卫生部关于印发真菌类和益生菌类保健食品评审规定的通知》（卫法监发[2001]84号附件）中将3种灵芝（赤芝、紫芝和松杉灵芝）列入“可用于保健食品的真菌菌种名单”，以作为保健食品开发原料。近期有学者认为，灵芝只有纳入药食同源目录，才能进行灵芝普通食品相关产品的开发，灵芝的安全性是其能否纳入药食同源目录的关键问题。该学者总结了灵芝安全性相关研究，包括急性毒性、长期毒性、遗传毒性及灵芝化学成分的毒理研究。

实验表明，灌胃给予小鼠灵芝孢子粉，其半数致死量（LD_{50}）大于 10g/kg，属无毒级；鼠伤寒沙门氏菌/哺乳动物微粒体酶试验、骨髓微核试验及小鼠精子畸变试验表明该样品无致突变和致畸变作用；30天喂养试验结果表明对小鼠最大无毒作用剂量大于 3g/（kg·d）。给大鼠每日灌胃灵芝孢子粉 2.5g/kg 或 1.25g/kg（约为临床用量的50或25倍），共60天，对大鼠一般状况、血液学、血液生化学、尿液及组织病理学指标均无明显影响。其他类似的研究还有李晔等采用某公司灵芝孢子粉胶囊（品种为赤芝孢子）内容物进行急性毒性实验，结果显示该产品小鼠经口 LD_{50} 大于 10g/kg，未显示有毒性作用。吴黎敏观察了灵芝孢子粉 4.5g/kg BW 对大鼠的30天长期毒性，结果也显示大鼠各项生化指标、血常规均在正常值范围内，对受检脏器未见特异性病变。王宫等对某公司生产的菌草灵芝孢子粉胶囊进行安全性评价研究，结果显示，菌草灵芝孢子粉胶囊对雌雄小鼠的LD_{50}大于15g/kg BW，根据急性毒性剂量分级标准，属无毒级；Ames 试验、小鼠骨髓嗜多染红细胞微核试验、小鼠精子畸形试验为阴性，表明该样品无致突变作用，对雄性生殖细胞无遗传毒性；30d 喂养试验，分别按1.5g/kg BW、0.75g/kg BW、0.375g/kg BW 的剂量给予各剂量组大鼠 30d，相当于人体推荐量的 100、50、25 倍，结果显示大鼠的各项生化指标正常，未见有统计意义的病理变化。上述研究均表明，在药效剂量范围内，灵芝孢子粉或其提取物的安全性较高，属于实际无毒级。

值得注意的是，由于大量采用人工栽培、化学破壁法及环境土壤等的污染，中草药中难免混入或吸收进重金属，以及残留有机溶剂等，从而给人体带来潜在的危害。目前有研究采用原子荧光光谱法、原子吸收分光光度法、氢化物发生-原子荧光法、电感耦合等离子体质谱（ICP-MS）法等测定重金属，用于灵芝孢子粉的安全性评价。例如，王伟影等采用原子荧光光谱法、原子吸收分光光度法测定灵芝孢子粉中砷（As）、汞（Hg）、铅（Pb）、镉（Cd）重金属元素的含量，其中As、Hg、Pb、Cd 最高含量分别为 0.342mg/kg、0.043mg/kg、10.495mg/kg 和 0.649mg/kg。胡晓等利用 ICP-MS 测定不同产地灵芝孢子粉中重金属含量，结果显示，灵芝孢子粉中铅、砷、汞、铜、镉的含量均值分别为 0.19mg/kg、0.16mg/kg、0.02mg/kg、14.73mg/kg 和 0.34mg/kg；破壁后铅、砷、汞、铜、镉的含量均值分别为 0.21mg/kg、0.12mg/kg、0.02mg/kg、

15.81mg/kg 和 0.37mg/kg，测得的各产地灵芝孢子粉中重金属含量无显著差异。根据我国有关对药用植物及制剂的绿色品质标准，可以看到还是有个别元素（如：Pb 和 Cd）超过了规定的限度要求。灵芝孢子粉的破壁处理方法之一采用化学法，包括溶剂浸泡等化学过程。其中溶剂浸泡后可能在灵芝孢子粉中残留溶剂，从而影响灵芝孢子粉的质量和使用安全，因此需要对残留溶剂进行检测。高文超等建立了直接进样气相色谱法测定破壁灵芝孢子粉类保健食品中 8 种有机溶剂残留量的方法，采用 Agilent DB-624（30m×0.53mm，0.3μm）毛细管柱，氢火焰离子化检测器，柱温箱程序升温，对甲醇、乙醇、丙酮、正己烷、乙酸乙酯、苯、正丁醇、二乙烯基苯 8 种有机溶剂残留量进行了检测，结果 8 种残留溶剂在 19min 内得到较好分离。实验中选用了 5 批不同厂家的产品进行测定，其中 5 批均检出甲醇和乙醇，甲醇含量在 0.00324%以下，乙醇含量在 0.00374%以下，其中两批检出乙酸乙酯，含量为 0.00262%、0.00249%，一批检出正丁醇，含量为 0.00212%，其他可能存在的溶剂均未检出。5 批样品中有机溶剂残留量均符合《中华人民共和国药典》对残留溶剂限度的要求。

第三节 破壁灵芝孢子粉与不破壁灵芝孢子粉的比较

从生物学角度来看，灵芝孢子是由细胞组成的生命体，具有双壁结构，按常规破壁后其有效成分更易溶出，也更适合肠胃吸收。现代研究发现，人体对破壁后的灵芝孢子粉吸收率较破壁前的吸收率可提高 45 倍。从目前报道来看，许多研究采用的是商品孢子粉，并未指明是破壁灵芝孢子粉还是不破壁灵芝孢子粉，破壁程度也不清楚。当然，也有学者专门对两者之间的不同进行了比较，以下分别从化学成分和药理活性方面进行阐述。

杨新林等曾对灵芝破壁孢子与不破壁孢子进行了初步的比较研究。结果在显微镜下，破壁孢子粉与不破壁孢子粉的形态明显不同；采取水提、酸提、水煮三种不同的提取方式，破壁孢子粉提取液中还原糖与多肽含量都明显高于不破壁孢子粉，结果提示经过破壁处理后，灵芝孢子中的化学成分更容易被提取出来。陈体强等也对未破壁孢子与破壁孢子的形态结构及营养成分进行了比较研究。结果表明，破壁前灵芝孢子形态完整，破壁后孢壁结构被破坏，通过透射电镜发现破壁孢子的孢内物质易被释放。观察结果表明，复合力场超微粉碎法的破壁率高，超声波-冻融破壁法的破壁效果也较好，而超声速超微气流粉碎法仅使大部分孢子变形，未破坏其孢壁结构。破壁孢子粉（破壁率≥95%）的粗蛋白质、总糖含量变化不大，但粗脂肪（6.35%）及水溶性多糖（2.18%）含量分别较未破壁的提高了 38.95%和 20.83%，锌、铜、铬、硒等微量元素的含量变化不大，但锰（20μg/g）和镍（5.2μg/g）的含量明显高于未破壁孢子。此外，包括牛磺酸在内的 19 种游离氨基酸含量也没有明显变化。孔晓明等对灵芝破壁孢子粉营养成分进行了分析，结果表明破壁孢子粉粗蛋白质含量为 18.12%，氨基酸含量为 5.87%，粗脂含量为 20.39%。不饱和脂肪酸是优势脂肪酸，以油酸、亚油酸为主，证明灵芝破壁孢子粉营养价值较高。刘艳玲等研究和探讨破壁灵芝孢子粉的质量标准，分别利用性状鉴别、显微鉴别、理化鉴别和主要成分含量测定的方法，初步掌握破壁孢子粉质量特性。薄层色谱鉴别可见清晰荧光斑点，其醇溶液加入硫酸后可见棕色环；总灰分测定显示采自岫岩灵芝孢子粉和山东一等孢子粉灰分较低，山东三等孢子粉灰分含量较高；不同来源的样品总三萜类含量各不相同，高者达 2.24%，低者为 1.26%，通过分析初步确定了破壁灵芝孢子粉质量评价指标。杨小英等对破壁与不破壁灵芝孢子粉三萜类化合物含量进行了比较，结果发现，破壁与不破壁灵芝孢子粉三萜类化合物的含量经分光光度法测定分别为 4.26%和 3.71%，HPLC 法为 2.84%和 1.35%，说明了破壁灵芝孢子粉中三萜类化合物含量高于不破壁灵芝孢子粉。此外，还有前述李静静等的研究，结果表明孢子粉破壁可显著提高总三萜和总多糖的提取和溶出率。

灵芝孢子的免疫活性与破壁与否及破壁率大小有直接关系。朱继红等研究发现灵芝孢子粉可明显提高淋巴细胞转化率，增强小鼠腹腔巨噬细胞酸性磷酸酶（ACP）活性的能力，但活性大小与破壁率有关，在 900mg/kg 剂量下，高破壁率（95%）灵芝孢子粉能较早促进小鼠巨噬细胞 ACP 活性作用，这可能与灵芝孢子粉内容物易于释放以及破壁孢子粉含有较高的还原糖和多肽有关，同时，灵芝孢子粉无论破壁还是未破壁，在给药后的第 8 天产生的药理活性最佳。该结果提示，灵芝孢子粉可能主要通过作用于免疫细胞增强其活性，从而直接或间接调节小鼠机体免疫功能。吴明忠等研究比较了灵芝孢子粉破壁前后对小鼠免疫功能影响的差异，方法选用二硝基氟苯诱导的迟发性变态反应和血清溶血素反应，结果表明灵芝孢子粉破壁后与破壁前在所选的两项指标上对小鼠的影响存在显著差异，破壁后灵芝孢子粉对小鼠免疫功能的作用更大。在抗肿瘤方面，杨新林等曾利用几种来源于人或小鼠的癌细胞系（包括上皮癌细胞和白血病细胞）和 MTT 法探讨了灵芝孢子醇提取液是否具有体外抗肿瘤活性，并对破壁与不破壁孢子粉醇提取液对癌细胞作用的差异进行了比较，结果发现破壁与不破壁孢子粉醇提取液均能显著抑制癌细胞的增殖，而破壁孢子粉醇提取液比不破壁孢子粉醇提取液作用更明显。吴灿明等对灵芝孢子粉破壁优化方法及其免疫调节和抗肿瘤细胞转导的机制进了探讨，方法以灵芝孢子破壁率作为试验指标，对灵芝孢子破壁工艺进行优化；免疫调节试验方法采用剂量为150mg/kg BW、300mg/kg BW、600mg/kg BW 的破壁灵芝孢子粉给小鼠连续灌胃 30d，测定并对比不同剂量的小鼠刀豆蛋白诱导下淋巴细胞转化功能、抗体生成细胞数、迟发型变态反应、溶血素水平、腹腔巨噬细胞吞噬鸡红细胞能力、单核-巨噬细胞碳廓清能力及 NK 细胞活性；抗肿瘤细胞试验方面，建立人肝癌 HepG2 细胞腹腔接种小鼠模型研究破壁灵芝孢子粉的抗肿瘤作用。结果破壁灵芝孢子粉在小鼠脾淋巴细胞转化与增殖方面的增强作用明显，促进抗体生成细胞增殖，提高小鼠迟发型变态反应进程，小鼠血清溶血素水平提高，腹腔巨噬细胞吞噬能力及单核-巨噬细胞碳廓清能力也得到增强；在肿瘤试验方面，破壁灵芝孢子抑瘤率明显提高，从而说明破壁灵芝孢子粉在增强免疫力和抗肿瘤两个方面均有明显的效果。王昕妍等也比较了灵芝孢子粉和破壁灵芝孢子粉对 Lewis 肺癌小鼠肿瘤生长和 VEGF 表达的影响，结果表明灵芝孢子粉与破壁灵芝孢子粉均有抑制 Lewis 肺癌荷瘤小鼠肿瘤的作用，但破壁灵芝孢子粉（3g/kg、2g/kg）在提高荷瘤小鼠体重、脾指数、抑制肿瘤生长方面的效果优于灵芝孢子粉，其机制可能在于诱导肿瘤细胞凋亡和降低 VEGF 蛋白表达。

目前关于灵芝孢子粉破壁技术也有不少报道。除上述陈体强等的报道外，薛艳华等采用超临界破壁法、匀浆破壁法和超声破壁法对灵芝孢子进行了破壁试验研究。研究显示，采用超临界高压静止破壁法可显著提高灵芝孢子的破壁率，匀浆破壁法和超声破壁法虽灵芝孢子破碎率较低，显微镜观察大部分孢子外形完整，但细胞内容物已几乎消失，也可达到提取孢子内容物的目的。另有研究选择专一性较强的溶壁酶Ⅲ，结合超声波处理韩国赤芝、台芝和中华黑芝孢子粉孢子壁，破壁率可达98%以上，应用冷冻干燥技术可使溶壁酶破壁灵芝孢子粉的有效成分（多糖）的保护率在99%左右。

第四节　灵芝孢子粉的临床应用

研究表明，灵芝孢子粉富含三萜类和多糖类等多种活性成分，能改善机体免疫功能，防治癌症和减轻患者对放、化疗的反应，提高晚期癌症患者生存质量。许多临床试验显示，灵芝制剂与化疗或放疗合用时，对胃癌、食管癌、肺癌、肝癌、膀胱癌、肾癌、大肠癌、前列腺癌和子宫癌等均有良好的辅助治疗效果。王跃辉等观察了破壁灵芝孢子粉改善非小细胞肺癌化疗患者外周血T细胞亚群指标变化情况。试验采用58例非小细胞肺癌患者随机分为试验组和对照组，其中试验组（破壁灵芝孢子粉联合紫杉醇与顺铂联合化疗方案即 TP 方案化疗）29例，对照组（单独 TP 方案）29 例，化疗前及第 2、4 周期化疗后进行外周血T细胞亚群（$CD3^+$、$CD4^+$、$CD8^+$、$CD4^+/CD8^+$）水平检测，结果治疗后试验组T细胞亚群中$CD4^+/CD8^+$值较治疗前及对照组治疗后均有显著升高，说明破壁灵芝孢子粉可改善非小细胞肺癌化疗患者的T细胞亚群指标，提升患者的细胞免疫功能。此外，王跃辉等还观察了破壁灵芝孢子粉联合希罗达联合奥沙利铂（XELOX）方案化疗治疗晚期结直肠癌的疗效、不良反应和患者生活质量的改善情况。方法将64例晚期结直肠癌患者分为两组，治疗组应用破壁灵芝孢子粉联合XELOX方案化疗，对照组单独应用XELOX方案化疗，化疗4周期前后对患者的近期疗效、不良反应和生活质量进行评价。结果治疗组有效率为46.9%，对照组为37.5%，差异无统计学意义，但治疗组疾病控制率为84.4%，对照组为56.3%，差异有显著性；治疗组1～2级白细胞减少、恶心呕吐发生率均明显低于对照组，且治疗组生活质量提高率明显高于对照组，说明破壁灵芝孢子粉联合XELOX方案化疗治疗晚期结直肠癌可提高疾病控制率，降低化疗不良反应，改善患者生活质量。齐元富等也报道了灵芝孢子粉胶囊对200例胃癌、食管癌、肝癌等住院患者的治疗效果，证明其可作为肿瘤化疗的辅助治疗药，具有增效、减毒作用。安林勇等还探讨了灵芝孢子粉对乙型肝炎肝硬化患者免疫功能与抗癌能力的提升作用，方法选20例乙型肝炎肝硬化患者，分别用量子共振检测仪（QRS）检测其免疫功能、抗癌能力，每位患者服用灵芝孢子粉胶囊24周后再分别检测免疫功能、抗癌能力，结果20例患者服用灵芝孢子粉胶囊前后免疫功能及抗癌能力均有显著不同，乙型肝炎肝硬化患者口服灵芝孢子粉能够明显提升自身的免疫功能和抗癌能力。

在抗病毒的应用方面，周永丽等对灵芝孢子粉抗宫颈人乳头瘤病毒（HPV）感染作用进行了研究。研究者采取 HPV DNA 第二代杂交捕获实验（HC-Ⅱ）与阴道镜及宫颈活组织病理检查相结合方法检测出 HPV 感染患者，将 2014 年 3 月至 2015 年 3 月的 100 例 HPV 感染患者随机平均分为 4 组，第一组为灵芝孢子粉组，服用某灵芝孢子粉 3 个月；第二组为干扰素组，用安达芬栓（重组人干扰素α2b 栓）3 个疗程；第三组为灵芝孢子粉+干扰素组，同时服用灵芝孢子粉和外用安达芬 3 个疗程；第四组为空白对照组，不采取任何治疗措施，3 个月后观察 HPV 感染自然转归。随访 3 个月，3 个月用药不中断，3 个月后采用同样方法检测这些患者 HPV 感染情况，并对 4 组患者的治疗效果进行统计学分析。结果所有用药组在用药 3 个月后 HPV 的 DNA 拷贝量下降。灵芝孢子粉加干扰素组下降最明显，其次是单纯用灵芝孢子粉组。用药组在用药后 3 个月细胞病理学有改善倾向，炎症消退明显，其中也是灵芝孢子粉加干扰素组下降最明显，其次是单纯用灵芝孢子粉组。此结果表明了灵芝孢子粉对宫颈人乳头瘤病毒感染具有治疗作用。

第二章　灵芝孢子粉与疾病

灵芝孢子粉是灵芝的孢子。研究表明，灵芝孢子粉比灵芝子实体具有更强更全面的作用，它是灵芝的精华部分。由于灵芝孢子有一层难以被人体胃酸消化的几丁质构成的外壁，只有打开这层外壁，由外壁紧裹的有效成分才能最大程度的被人体利用吸收。破壁后，人体对灵芝孢子粉的吸收率可提高 45 倍之多，目前临床上应用的灵芝孢子粉绝大多数是破壁孢子粉。

灵芝孢子粉的功效有：①抑制肿瘤细胞生长；②减轻癌症患者放疗、化疗引起的毒副作用，提高肿瘤患者对放疗、化疗的耐受性；③调节、提高人体免疫力；④促进新陈代谢，延缓衰老；⑤有明显的降血清胆固醇作用，具有消除化学药物对肝脏损害的功效；⑥有明显的降血糖作用。

第一节　灵芝孢子粉与癌症

癌症是除了心血管疾病外威胁人类健康的第二大杀手。

1. 癌症相关知识

哈佛大学的研究资料表明：导致癌症的主要因素是不健康的生活方式和环境因素，遗传可能只占 2%。由于早期癌症患者没有明显症状，因此无法得到及时诊断和治疗。我国卫生部门制定的抗肿瘤战略防治方针是：“预防为主，防治结合，重在三早（早发现、早诊断、早治疗）”。

1.1　肿瘤与癌症是什么？

肿瘤就是我们平常说的瘤子，它是由于身体上的一些细胞过度生长引起的。在医学上，肿瘤是一大类疾病的总称。

癌症专指恶性肿瘤。恶性意味着如果不进行治疗，肿瘤病程将表现为致死性的发展过程，癌变细胞恶性分化、复制、增生形成肿块，同时向周围组织蔓延、扩散，转移至其他组织成倍增生，破坏人体正常器官的功能，最终导致人体机能失调，直至死亡。

1.2　癌症有哪些危险信号？

患者在癌症早期阶段无明显症状，甚至无症状，世界卫生组织（WHO）提出如下症状作为危险信号。

（1）身体表浅部位出现逐渐增大的肿块，包括淋巴结肿大。

（2）疣（赘瘤）或黑痣发生明显变化，如迅速长大或表面汗毛脱落，或局部发痒、分泌液体等。

（3）持续性消化不良，腹部长期疼痛或有肿块。

（4）吞咽食物时，有进行性吞咽困难，哽噎感或胸骨后不适。

（5）持续性嘶哑、咳嗽、痰中带血。

（6）月经期异常大出血、月经期外或绝经后出血。

（7）鼻、耳分泌物带血、颈部肿块、视觉障碍。

（8）久治不愈的伤口、溃疡。

（9）原因不明的疼痛及体重减轻。

（10）原因不明的大便带血及黏液或腹泻、便秘交替、血尿。

1.3 癌症的特征及现状

根据国家癌症中心发布的中国最新癌症数据显示，中国每天约 1 万人确诊癌症，每分钟约 7 人确诊患癌。在我国大、中城市居民诸多死亡原因中，癌症位居第一。对中老年人来说，癌症已成为多发病、常见病。按目前的医疗水平，对早期癌症患者进行治疗约有 90%以上可以治愈，但是中晚期的癌症患者，在治疗后能生存 5 年以上的人，则不到 10%。因此癌症早发现为早期治疗赢得宝贵时间，显得尤为重要。

癌症最大的危害就在于癌症早期阶段患者几乎没有任何明显症状，而当患者有自觉症状到医院就诊时，癌症往往已发展到了中、晚期。我国目前癌症高死亡率的原因之一，主要是人们自身保健意识较差，平时不注意防癌体检，有明显症状时才到医院检查，此时往往到了癌症中、晚期，已错过了治疗的良好时机。

以肺癌为例，癌细胞数目增加一倍，时间需 14.6 周，按此速度从一个肿瘤细胞长到 1 克需倍增 20 次，长达 4 年半。目前临床上 CT、核磁共振一般只能发现 2cm 以上的肿瘤，此时肿瘤细胞已倍增了 21 次以上，也就是说当患者因有症状而到医院就诊时，肿瘤直径大多已超过 2cm，即肿瘤在人体内已存在了 5 年之久，已到了中、晚期。因此，癌症若要早发现、早诊断、早治疗，主要是依靠自身保健意识的提高，定期进行防癌体检。

癌症的早、中、晚期与治愈率有密切的关系，临床医师常根据病情早、中、晚期采取不同的治疗方法。早期包括原位癌和Ⅰ期癌，原位癌指原发部分的癌非常小，非常浅，没有转移性癌；Ⅰ期癌指原发部位只有 2～3cm 直径，无转移癌。中期癌指Ⅱ期癌，原发部位癌有局部浸润，或有较少的区域淋巴结转移。Ⅲ期癌在临床为中期偏晚，原发部位癌有广泛浸润，已有广泛的区域淋巴结转移；晚期癌在原发部位有广泛浸润，或有远地器官的转移性癌。

在临床上中、晚期癌的治愈率较低，主要是由癌症本身的特征造成的。癌症在发病的同时往往伴随着肿瘤的浸润与转移，通俗地说：肿瘤的结构就像“螃蟹”，虽然医生可以找到这只“螃蟹”的甲壳体，而它的脚爪已经伸展到很远的组织细胞中。医生实施手术进行病灶切除后，往往过一段时间又在同一脏器的其他部位或另一组织器官中发现同样的癌肿细胞，这一现象正是癌症治疗的难点，也是中、晚期癌难以根治的主要原因。

就目前的癌症治疗手段来说，放疗、化疗以及病灶切除都无法完全根除癌细胞。治疗癌症最有效的手段，也是唯一有效的手段即癌症早期阶段发现并及时治疗。

1.4　癌症的预防

在我国癌症患者中，约有 35%～50%患病与饮食习惯、食物构成、食品加工等有关，约有 30%左右是与不良的生活习惯如吸烟、嗜酒有关，而因工作和生活环境引起的癌症约占总癌症人数的 8%，因此，若是大众掌握了有关防癌知识，多数癌症是可以预防的。如在饮食习惯方面，我国胃癌高发区居民膳食对比调查中发现，高发区居民多吃烟熏的肉干、咸鱼、鱼露和蟹浆等高盐食物，而高盐对胃癌的发生和发展有促进作用。盐腌及熏制食品中含有大量的多环芳烃，多环芳烃类中有代表性的致癌物是 3，4-苯并芘，它可诱发胃部肿瘤。亚硝胺类化合物也是致癌的主要因素之一，它主要来源于吸烟、工业、生活用品、食物（施氮肥的蔬菜）。尤其是吸烟，据有关资料报道：对美、英、加 100 万以上人群 7 次调查数据显示，吸烟者肺癌的发病率是不吸烟者的 10.8 倍。

日常工作中还应避免与无机砷、石棉、铬、镍、煤焦油、烟炱，以及二氯甲醚等接触，这些物质都易导致癌症的发生。日常生活中减少热量的摄入（控制脂肪摄入量），多食用含膳食纤维的食物，如谷类、水果、蔬菜，富含维生素 C 和 A 的食物，如卷心菜、花椰菜、甘蓝等都对抑制癌症的产生有良好的作用。

预防癌症最好方法就是定期参加防癌体检。以肺癌为例，一年以上做一次检查发现后能做根治手术的仅占 21%，每年做一次检查发现后能做根治手术的占 44%，每年做两次检查发现后能做根治手术的可高达 99%。现在宫颈癌、乳腺癌、结肠癌、直肠癌、前列腺癌等都可以在体检中检测出来。在西方一些发达国家，人们自身的防癌保健意识很强。以美国为例，20 岁以上的成年人，每年都进行一次有关防癌体检，超过 40 岁，每半年进行一次防癌体检，超过 20 岁的妇女，每年都做一次乳房和骨盆的专业性检测，并经常进行乳房自检，以确保自身的健康状态。

1.5 癌症可防可治，不要谈癌色变

长期以来，由于人们错误以为癌症患者是不可救药的，结果造成一种假象，认为癌症就是绝症。癌症患者往往心理压力极大，恐惧不安，实际上癌症不是绝症，延误治疗的疾病才是绝症。就目前已经达到的检测手段和治疗技术，早期癌症基本上可以治愈。我国缺乏早期癌检测手段和治疗技术的传统面貌已经改观，尤其是近两年获得国家食品药品监督管理总局批文的 TSGF（恶性肿瘤相关物质群）早期癌检测试剂，它使简单验血筛查早期癌成为可能。癌症可以治愈，关键在于早发现、早诊断、早治疗。如果不幸癌症已到了中、晚期，更要克服心理障碍。在这种情况下，最明智的选择就是积极配合医生治疗，并坚持治疗后随诊。中、晚期癌难以治愈的原因之一就是在治疗后往往又会复发，关于这一点，患者本身也起主要作用。首先不能懈怠，要遵照医生的指导，定期复检，建立良好的生活习惯，保持良好情绪，乐观。此外，自觉到医院体检，在癌症复发初期就进行治疗，做到自己主动控制癌症的发展，如果在治疗后每三个月定期检查，您就可以很好地监控自己的病情。

癌症可防可治，关键还在于个人的健康意识。直面癌症，不要谈癌色变，树立防癌意识是战胜癌症的最好方法。

1.6 饮食与癌症

癌症的原因至今还不完全清楚，目前已提出许多发病学说，如遗传学说、病毒学说、环境学说等。近十余年来，通过流行病学、营养学调查和临床观察、动物实验等，表明约

70%～90%的癌症与生活环境、生活方式及饮食有关。同时也发现某些食物具有防癌作用。

高脂肪饮食使胆汁分泌增加，肠道细菌可将胆汁成分转变成致癌物，有促进癌肿生长，缩短癌肿的潜伏期的作用。据流行病学调查，乳腺癌、前列腺癌、结肠癌和直肠癌的发病率和死亡率与脂肪摄入量有关。故老年人应提倡低脂肪饮食，既防动脉粥样硬化，又可防癌。

反复煎炸过的油不宜食用，当油的沸点达到 221（猪油）～225℃（植物油）的高温时会发生复杂的化学变化，产生醛、酮、低脂肪酸、氧化物及环氧化物等有害物质，人食入后不仅会产生头晕、恶心、呼吸不畅、心率减慢、血压升高及四肢无力等，而且长期食用可能致癌。

煎炸过火的食物以及烧焦的鱼、肉，其蛋白质中的氨基酸在高温条件下可分解产生杂环类物质，其致突变的作用甚至比黄曲霉素更强。烟熏与明火直接烤的食物，因脂肪燃烧不全可产生大量的致癌物。日常多见的食品如发霉的花生、豆类及粮食等多含黄曲霉素，它有很强的致癌作用，多见为肝癌，还可引起肾癌或胃肠道癌等。

食品工业中，为使食品美观、刺激食欲而必须加入色素，应该用叶绿素、胡萝卜素、辣椒红素等无害的天然色素。此外，人工甜味剂如糖精和甜精等，不宜多用及常用。

长期大量饮酒会导致慢性酒精中毒，易发生肝硬化，增加患肝癌的危险性。常饮烈性酒，患口腔癌、食管癌及胃癌的概率增多。香烟有致癌物，饮酒而又吸烟者更不利于健康。

1.7 与防癌有关的食物

（1）富含维生素 C 的食物，如蔬菜和水果。维生素 C 可阻断食品中的胺和亚硝酸盐生成强致癌物亚硝酸胺，可抑制细胞的突变和癌细胞的扩散，维生素 C 还可以破坏部分致癌物质，刺激人体产生干扰素，增强白细胞及淋巴细胞的作用，提高人体的抗癌能力。除维生素 C，水果还含有果酸、果胶、多糖类及矿物质、纤维素和木质素等，均有防癌和抗癌的作用。

（2）富含维生素 A 的食物。奶、动物肝脏及黄色、绿色蔬菜（菠菜、菜花、葛宦、芥菜、豌豆）等是富含维生素 A 的食物。维生素 A 的防癌作用，主要是能防止腺体和上皮细胞变性（如乳腺导管细胞的增生），增强细胞内转化酶的活力；促进人体免疫功能，抑制癌细胞发展，延长癌肿的潜伏期。也有报道，维生素 A 有抑制致癌物亚硝酸胺在体内生成的作用。

（3）富含维生素 E 的食物。维生素 E 是脂溶性维生素，大豆及其制品含量最丰富，其次是鱼、贝、瘦肉等。维生素 E 是细胞内重要的抗氧化剂，能抑制亚硝酸胺在体内形成，具有防癌作用。

（4）富含膳食纤维的食物。谷物、豆类的外皮、蔬菜、海藻及水果等，含有大量的膳食纤维。膳食纤维的防癌成分主要是纤维素，它可以稀释代谢产物的毒素；能与胆汁酸、胆盐结合减少致癌物质的吸收；可增加粪便量，促进排便，从而减少代谢产物及致癌物对肠黏膜的刺激；纤维素中的木质素可提高人体巨噬细胞的吞噬能力，提高人体抗病能力。

（5）富含硒的食物。如肝、肾、海产品，以及芝麻、大蒜、蘑菇等能抑制癌细胞的增殖及降低癌症死亡率。

总之，饮食防癌的原则是，合理平衡的膳食，尤其要控制食入脂肪，吃富含维生素和膳食纤维的食物；限制煎、炸、熏、腌制食品；不吃霉变食品；控制饮酒量；防止食物和水被污染。

2. 灵芝孢子粉对肺癌的治疗作用

肺癌是发病率和死亡率增长最快，对人群健康和生命威胁最大的恶性肿瘤之一。近 50 年来许多国家都报道肺癌的发病率和死亡率均明显增高，男性肺癌发病率和死亡率均占所有恶性肿瘤的第一位，女性发病率占第二位，死亡率占第二位。肺癌的病因至今尚不完全明确，大量资料表明，长期大量吸烟与肺癌的发生有非常密切的关系。

肺癌的临床表现比较复杂，早期症状常较轻微，甚至可无任何不适。中央型肺癌症状出现早且重，周围型肺癌症状出现晚且较轻，甚至无症状，常在体检时被发现。肺癌的症状大致分为：局部症状、全身症状、肺外症状、浸润和转移症状。

肺癌常规药物的毒副作用及肿瘤耐药性难以克服。从中草药中开发抗肿瘤药物已成为近来研究的热点之一。灵芝及提取物可通过提高免疫力抑制肿瘤，也可直接抗肿瘤。王亚平等观察灵芝孢子油对人肺腺癌细胞 LTEP-a2 增殖、凋亡与 *miR16* 及其靶基因表达的影响，从 mRNA 角度揭示灵芝孢子油的抗肿瘤机制。结果表明灵芝孢子油呈剂量、时间性地抑制人肺腺癌细胞 LTEP-a2 细胞的增殖；当灵芝孢子油浓度达到 2μL/mL，细胞形态发生明显变化；灵芝孢子油在低浓度下就可促进细胞凋亡；灵芝孢子油可显著上调 LTEP-a2 细胞中 *miR16* 的表达并相应下调 *bel2* 和 *VEGF* 基因的表达，因此灵芝孢子油能显著抑制人肺腺癌细 LTEP-a2 细胞增殖，引起细胞形态学改变（图 2-1）。

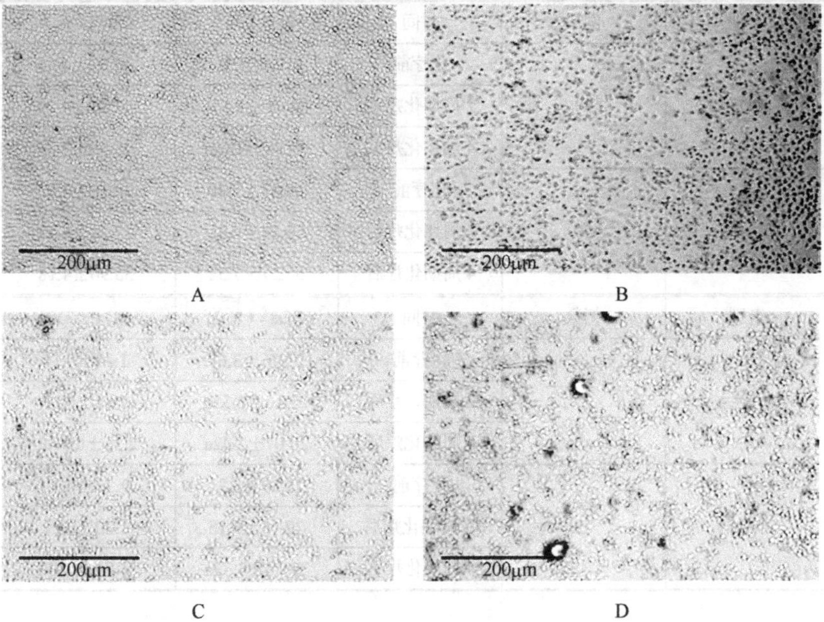

图 2-1　不同浓度灵芝孢子油处理 LTEP-a2 细胞 24h 后细胞形态
A. 对照组；B. 0.5μL/mL 灵芝孢子油组；C. 1μL/mL 灵芝孢子油组；D. 2μL/mL 灵芝孢子油组

恶性肿瘤患者经过多个疗程化疗后，往往机体免疫功能低下，对化疗反应不敏感，甚至耐药，最终导致临床疗效降低。肿瘤患者免疫功能尤其是细胞免疫在肿瘤的发生发展过程中起着重要的作用。研究表明，T 淋巴细胞不仅是细胞免疫的效应细胞，而且还是重要的免疫调节细胞，$CD4^{+}T$ 淋巴细胞与 $CD8^{+}T$ 淋巴细胞作为机体内细胞免疫和体液免疫的重要调节者，存在着一定的平衡关系，是维持免疫内环境稳定的重要因素。王跃辉等为探讨灵芝孢子粉对非小细胞肺癌患者化疗前后免疫功能的影响，针对 29 例非小细胞肺癌患者，于化疗同时口服灵芝孢子粉治疗，结果如表 2-1 所示。

表 2-1　两组患者治疗前后 T 细胞亚群指标的变化（$x \pm s$）

组别	例数	时间	$CD3^+$（%）	$CD4^+$（%）
试验组	29	化疗前	61.28±7.34	38.52±4.85
		2 周期化疗后	64.06±7.14a	41.60±4.72
		4 周期化疗后	67.94±7.42a	45.35±4.69
对照组	29	化疗前	60.81±7.40	39.18±4.62
		2 周期化疗后	59.16±7.13	37.28±4.43
		4 周期化疗后	57.27±7.52	35.96±4.18
组别	例数	时间	$CD8^+$（%）	$CD4^+/CD8^+$
试验组	29	化疗前	27.76±3.67	1.35±0.14
		2 周期化疗后	23.16±3.35a	1.88±0.12
		4 周期化疗后	20.07±3.42a	2.36±0.17ab
对照组	29	化疗前	28.39±3.21	1.37±0.12
		2 周期化疗后	29.16±3.18	1.20±0.21
		4 周期化疗后	31.04±3.32a	1.09±0.18

研究结果显示：非小细胞肺癌患者行常规化疗同时联合服用破壁灵芝孢子粉，其 T 细胞亚群中 $CD4^+/CD8^+$值较治疗前及对照组治疗后均有升高，差异具有统计学意义（$P<0.05$）。破壁灵芝孢子粉可提升恶性肿瘤患者，尤其是接受化疗治疗患者的细胞免疫功能，增强患者对化疗的耐受性和依从性。

张新在灵芝片对肺癌的临床疗效观察中，选取上海医科大学中山医院肺科就诊的肺癌患者 29 例，其中男 21 例，女 8 例，年龄 32～76（58±13）岁，随机分成服用灵芝组和安慰剂对照组。灵芝组口服由灵芝加工成的灵芝片（规格 55mL/片），每日 2 次，每次 2～4 片，连用 3 个月。对照组以同样剂量服用色型类同的安慰剂。

（1）用药前后免疫指标比较（表2-2）

表2-2　用药前后血液免疫指标比较

项目	灵芝组		对照组	
	用药前	用药后	用药前	用药后
TNF（pg/mL）	17.7±4.3	28.7±6.6	14.0±4.9	19.1±13.2
sIL-2R	320.9±310.7	371.7±266.6	259.2±274.8	500.8±291.0
CD3（%）	57.9±5.6	57.7±4.1	37.5±5.2	58.3±3.3
CD4（%）	31.5±4.1	33.3±6.6	31.1±5.7	36.7±2.6
CD5（%）	15.8±5.8	14.3±3.1	13.6±5.8	22.0±3.6
CD4/ CD5	2.4±1.1	2.6±1.1	2.3±0.7	1.7±0.4
NK（%）	10.6±6.0	8.4±6.2	11.4±4.8	11.4±4.8

服用灵芝后，患者血清 TNF 水平明显提高（$P<0.01$），对照组无显著变化。可溶性白细胞介素 2 受体（sIL-2R）水平，服用灵芝前后无明显变化，而对照组其水平则明显提高（$P<0.05$）。

（2）用药前后血液流变学的变化（表2-3）

表2-3　用药前后血液流变学比较

项目	灵芝组		对照组	
	用药前	用药后	用药前	用药后
全血黏度高切变值（Pa.S×10^3）	5.2±1.2	5.3±0.6	4.9±2.3	5.9±1.5
全血黏度低切变值（Pa.S×10^3）	7.5±2.3	7.6±1.4	8.1±3.2	10.5±3.5
血浆比黏度	1.8±0.1	1.8±0.1	1.8±0.1	1.8±0.1
红细胞压积（%）	39.4±7.4	37.3±4.3	39.9±6.9	39.2±6.8
血沉（mm/h）	41.6±14.9	38.3±14.1	41.3±15.2	41.4±7.3
纤维蛋白原（g/L）	3.4±1.4	2.5±0.5	3.6±1.5	3.3±1.4

全血黏度高切变值、低切变值，在灵芝组中无明显变化，

随着病程发展，对照组全血黏度高切变值、低切变值均有上升趋势，但统计学上差别尚无显著性。有3例血浆纤维蛋白原水平显著高于正常值，服用灵芝后恢复正常。总体统计，灵芝组服药后纤维蛋白原也明显下降（$P<0.05$）。

服用灵芝组血清TNF水平明显提高，说明了灵芝同样对人体有免疫调节作用。服灵芝前后全血黏度高切变值、低切变值无明显变化，而对照组全血黏度有随病程进展而升高的趋势，提示灵芝可能降低肺癌患者的血黏度。因此，灵芝对肿瘤患者有免疫调节作用，并改善患者血液的高凝状态，对肿瘤有一定治疗作用。

黄建明等在研究灵芝合剂与抗CD3抗体激活杀伤细胞（CD3AK细胞）合用对肺癌的临床疗效中，将26例经病理证实为非小细胞肺癌（鳞癌、腺癌），不愿接受化疗、放疗的患者分为两组，其中14例接受CD3AK细胞治疗（A组）；12例接受CD3AK细胞治疗同时服用灵芝合剂（B组）。两组资料均衡性检验，无显著差异，有可比性。患者在治疗前及治疗1个月后采用放射免疫分析法测定癌胚抗原。灵芝合剂是以灵芝为主要原料制成的中成药，每日1剂，水煎服。结果26例患者经治疗后，咳嗽、咳痰、咯血、胸闷等症状明显改善；在接受CD3AK细胞治疗的14例患者中，X射线显示的肿块影像有8例缩小，6例不变；在接受CD3AK细胞治疗同时服用灵芝合剂的12例患者中，X射线显示的肿块影像有7例缩小，5例不变；血清癌胚抗原、唾液酸、β_2微球蛋白等生化指标升高时间有所不同，A组为（7.82 ± 3.59）月，而B组为（13.26 ± 5.5）月，差异有显著意义；两组病例的中位生存期以合用灵芝组较长，为23.5个月，A组较短，为15.28个月。由此可见，灵芝可以增强CD3AK细胞治疗对肺癌的临床效果。

杭州胡庆余堂中医馆医案记载：谢××，男 57 岁，患者因“右侧胸痛，右上肢麻木无汗 3 月余”，入住上海某医院，入院后予完善各项检查，于2007年9月6日麻醉下行右上肺叶切除术+淋巴结清除术。手术顺利，术后病理报告：右肺尖见低分化癌浸润（周围型 3.5cm×2.5cm×2cm），支气管截断，支气管旁淋巴结（1/2），上腔静脉旁淋巴结（0/2），右肺动脉旁淋巴结（0/1），上纵隔淋巴结（1/1）。术后予抗炎抗感染治疗，因淋巴结已有转移，需要化疗控制病情，化疗后患者耐受好，予出院。出院后不久，患者左颈前有一黄豆大小肿块，质硬，固定不移，医生建议继续化疗，两个疗程后肿块未见缩小，逐渐增大，患者体质亦倍感虚弱，失望之余，经医学朋友介绍来诊，给予破壁灵芝孢子粉 4g 冲服，另外配合其他中药内服外用，一月余，患者神清气爽，谈笑自如，左颈肿块有所减小。2008年1月复诊：左颈肿块未及，颈部癌肿完全消失。

许××，男 60 岁，患者自 20 岁起一直大量吸烟，每日 3 包多，且反复受凉后出现咳嗽咳痰，为黄白色痰，每年发作 2、3 个月，予抗炎等治疗后好转，4 年前起出现活动后胸闷、气促，2005 年体检时胸片提示“左中肺感染性病变考虑”，后渐有进食哽咽感，一直未予重视。2006 年起无明显诱因下出现痰中带血丝，于 2006 年 5 月 22 日在某医院肺部 CT 显示：①左下肺团片状影，考虑左下肺中央型癌伴阻塞性炎症可能，以及纵隔内淋巴结转移。②左侧少量胸腔积液，病理所见（病理号：20061××）：灰白组织 4 块，镜示组织被覆，假复层柱状上皮，局部上皮鳞化伴全层异型增生，极相紊乱，核分裂丰富，并可见病理性核分裂。诊断为：（左下支气管）鳞状细胞癌。于 2006 年 6 月 3 日放疗化疗及对症治疗数日，于 2006 年 7 月 25 日复诊，患者因放化疗治疗效果不明显，遂来求治。给予破壁灵芝孢子粉 2g 冲服，另外配合其他中药内服，连续上方 30 剂，咳嗽咯血、胸痛消失，面色转泽，精神较好，唯胃脘略胀，遂予宽胸理气，活血解毒之药，并重用破壁灵芝孢子粉扶正消瘤，予破壁灵芝孢子粉 6g 冲服，外加其他中药调治一年有余，患者诸症稳定，精神、胃纳、睡眠均佳。2007 年 11 月 13 日，医院复诊，癌肿未见增大，控制良好。

3. 灵芝孢子粉对直肠癌的治疗作用

直肠癌是指从齿状线至直肠乙状结肠交界处之间的癌，是消化道最常见的恶性肿瘤之一。直肠癌位置低，容易被直肠指诊及乙状结肠镜诊断。但因其位置深入盆腔，解剖关系复杂，手术不易彻底，术后复发率高。中下段直肠癌与肛管括约肌接近，手术时很难保留肛门及其功能是手术的一个难题，该病也是手术方法上争论最多的一种疾病。我国直肠癌发病年龄中位数在 45 岁左右。青年人发病率有升高的趋势。

直肠癌的病因目前仍不十分清楚，其发病与社会环境、饮食习惯、遗传因素等有关。目前基本公认的是动物脂肪和蛋白质摄入过高，食物纤维摄入不足是直肠癌发生的高危因素。直肠息肉也是直肠癌的高危因素。早期直肠癌多数无症状。直肠癌生长到一定程度时出现排便习惯改变、血便、脓血便、里急后重、便秘、腹泻等，大便逐渐变细，晚期则有排便梗阻、消瘦甚至恶病质。

随着社会的发展和人们生活方式的改变，特别是饮食结构方面的变化，结直肠癌的发病率日益上升，目前全世界结直肠癌的年发病例数超过 100 万。我国结直肠癌发病率上升更快，已接近发达国家水平。早中期结直肠癌通过手术和术后辅助治疗，患者的 5 年生存率可达 67%~90%。但是诊断时已有远处转移的结直肠癌患者，其 5 年生存率仅为 8%，目前化疗已成为晚期结直肠癌治疗的重要手段之一，但是化疗药物在杀伤肿瘤细胞的同时也会损伤机体正常细胞，减弱患者的免疫功能，影响患者的生存质量，部分患者甚至因不能耐受化疗引起的不良反应而中断化疗。因此如何减轻化疗的不良反应，提高化疗疗效并改善患者生活质量逐渐成为研究的热点。中医药在调动机体的抗病能力、减轻放化疗毒副反应方面有其独到之处。

灵芝为九大仙草之一，自古就有“吉祥美好、富贵长寿”的象征，有“仙草”“瑞草”之称，中医传统理论长期以来终将其视为“滋补强壮、固本扶正”的珍贵中草药。民间就有起死回生、长生不老的传说。灵芝孢子粉是灵芝子实体发育成熟后弹射释放出来的种子，浓缩了灵芝的精华。含有灵芝三萜、灵芝多糖、灵芝酸、腺嘌呤核苷、多肽等成分，还富含硒、钾、锗、铜、镁、铁、锌、锰、钙等元素。在临床应用中，灵芝孢子粉能促进血液新陈代谢，消除体内自由基，防止细胞老化；抑制癌细胞恶化和扩散；在抗癌防癌中都有良好的效果。

王跃辉在观察破壁灵芝孢子粉联合希罗达联合奥沙利铂（XELOX）化疗治疗晚期结直肠癌的疗效中，将 64 例晚期结直肠癌患者分为两组，治疗组应用破壁灵芝孢子粉联合 XELOX 方案化疗，对照组单独应用 XELOX 方案化疗，化疗 4

周期前后对患者的近期疗效、不良反应和生活质量进行评价。结果如下。

（1）生活质量评估

治疗组中生活质量提高率为 59.4%，而对照组中生活质量提高率为 31.3%，两组差异具有统计学意义（P<0.05）（表 2-4）。

表 2-4　两组患者生活质量（KPS）评分变化比较

组别	例数	提高	稳定	下降	提高率（%）
治疗组	32	19	8	5	59.4
对照组	32	10	11	11	31.3

（2）化疗不良反应

治疗组 1～2 级白细胞减少、1～2 级恶心呕吐的发生率均低于对照组，两组差异具有统计学意义（P<0.05）（表 2-5）。

表 2-5　两组化疗不良反应发生率比较

不良反应	治疗组		对照组	
	1～2 级	3～4 级	1～2 级	3～4 级
白细胞减少	10	5	18	10
血小板减少	2	0	5	0
肝功能损害	1	0	1	0
恶心呕吐	11	2	19	6
腹泻	2	0	5	1
周围神经毒性 2	2	0	6	0
手足综合征	1	0	3	0

结果显示，治疗组的疾病控制率、生活质量提高率均高于对照组，且 1～2 级白细胞减少、恶心呕吐发生率均低于对照

组，差异具有显著性。由此可见，破壁灵芝孢子粉用于治疗晚期结直肠癌可以提升疾病控制率，减轻化疗不良反应，改善患者生活质量，增强患者的化疗耐受性。

卢茂松等在正清灵芝口服液对直肠癌患者辅助治疗的观察中，选取直肠癌患者 60 例，男 42 例，女 18 例，年龄 30～69 岁，平均 50 岁。所有患者都经手术治疗，直肠癌根治术 41 例，乙状结肠造瘘术 19 例，随机分对照组与治疗组进行观察，每组 30 例。治疗组术后第 7 天起口服正清灵芝口服液（以灵芝为主要原料的中成药），每次 20mL，每日 3 次，1 个月为 1 个疗程。对照组未服用正清灵芝口服液，其他治疗相同。结果如下。

（1）一般情况

对照组食纳增加 26 例，占 86.7%，不变 4 例，占 13.3%，睡眠好转 27 例，占 90%，不变 3 例，占 10%；疼痛减轻 21 例，占 70%，不变 9 例，占 30%；体重增加 20 例，占 66.7%，不变 10 例，占 33.3%。治疗组食纳增加 28 例，占 93.3%，不变 2 例，占 6.7%；睡眠好转 27 例，占 90%，不变 3 例，占 10%；疼痛减轻 25 例，占 83.3%，不变 5 例，占 16.7%；体重增加 27 例，占 90%，不变 3 例，占 10%。

（2）正清灵芝口服液对 T 细胞亚群的影响（表 2-6）

表 2-6　正清灵芝口服液对 T 细胞亚群的影响

组别	检测时间	CD3（%）	CD4（%）	CD8（%）	CD4/CD8
治疗组	术后 6d	56.33±9.50	38.66±8.08	38.16±7.49	1.03±0.22
	术后 36d	63.6±10. 66	47.66±9. 52	39.80±9.21	1.24±0.25
对照组	术后 6d	56.56±12. 88	42.16±8. 63	39.96±5.76	1.05±0.21
	术后 36d	60.60±10. 76	42. 66±8. 56	37. 30±6.47	1.16±0.25

直肠癌手术后加用正清灵芝口服液的直肠癌患者外周血 T 细胞亚亚群中 CD3，CD4，CD4/CD8 有明显提高，说明灵芝能促使患者免疫功能的恢复与提高，缩短手术免疫抑制期，减少直肠癌术后转移和复发，提高直肠癌的手术疗效。

4. 灵芝孢子粉对肝癌的治疗作用

肝癌即肝脏恶性肿瘤，可分为原发性和继发性两大类。原发性肝脏恶性肿瘤起源于肝脏的上皮或间叶组织，前者称为原发性肝癌，是我国高发的，危害极大的恶性肿瘤；后者称为肉瘤，与原发性肝癌相比较为少见。继发性或称转移性肝癌指全身多个器官起源的恶性肿瘤侵犯至肝脏。一般多见于胃、胆道、胰腺、结直肠、卵巢、子宫、肺、乳腺等器官恶性肿瘤的肝转移。

原发性肝癌的病因及确切分子机制尚不完全清楚，目前认为其发病是多因素、多步骤的复杂过程，受环境和遗传双重因素影响。流行病学及实验研究资料表明，乙型肝炎病毒（HBV）和丙型肝炎病毒（HCV）感染、黄曲霉素、饮水污染、酒精、肝硬化、性激素、亚硝胺类物质、微量元素等都与肝癌发病相关。继发性肝癌（转移性肝癌）可通过不同途径，如随血液、淋巴液转移或直接浸润肝脏而形成疾病。早期肝癌常见症状无特异性，中晚期肝癌的症状则较多，常见的临床表现有肝区疼痛、腹胀、食欲缺乏、乏力、消瘦、进行性肝大或上腹部包块等；部分患者有低热、黄疸、腹泻、上消化道出血；肝癌破裂后出现急腹症表现等。也有症状不明显或仅表现为转移灶的症状。

肝癌是我国最常见的恶性肿瘤之一，早期表现不明显，不容易被发现，但发病迅速，一般采用药物治疗，但治疗效果欠佳，而且抗肿瘤药物也会对正常细胞产生毒副作用，影响疗效及患者的生命质量。如何减轻药物毒副作用、寻求有效方法防治肝癌成为目前研究的热点。

赵晶等在观察高破壁富硒灵芝孢子粉对人肝癌细胞的生长抑制作用报道中，选用体外培养的HepG2细胞用于检测高破壁富硒灵芝孢子粉的抑癌活性，采用四甲基偶氮唑盐（MTT）法观察高破壁富硒灵芝孢子粉对 HepG2 细胞生长的抑制作用，Hoechst 33258荧光染色法观察高破壁富硒灵芝孢子粉诱导细胞凋亡。

结果如图 2-2 所示，高破壁灵芝孢子粉能够抑制 HepG2 细胞的生长，与空白对照组比较，差异有统计学意义（$P<0.05$），这种抑制作用具有浓度剂量效应，且同浓度下较灵芝孢子粉抑制作用更明显。说明高破壁富硒灵芝孢子粉具有一定抑制肝癌肿瘤细胞生长的作用。

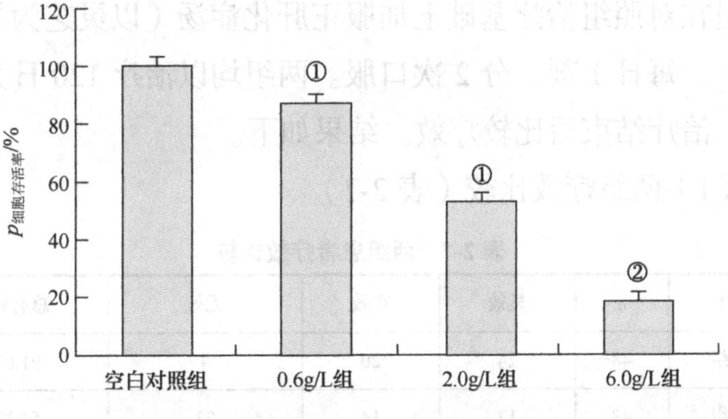

图 2-2　不同浓度高破壁富硒灵芝孢子粉对 HepG2 细胞生长的影响

①$P<0.05$，②$P<0.01$，与空白对照组比较

灵芝是我国的传统中药，古代本草学认为其具有扶正培

本、回阳救逆、健脾益肾等功能，临床常用于治疗各种虚劳症候。恶性肿瘤属于中医学的虚劳病范畴，其发生、发展与正气虚弱有密切的关系。现代医学也证明，灵芝对肝癌肿瘤有明显的治疗作用。

程井军等在正肝化症汤治疗中晚期原发性肝癌临床观察中，选取96例肝癌患者，临床分期为Ⅱa～Ⅲa，且KPS评分＞60分，病患预计生存期均＞3个月。所有病患均排除严重心肺疾病及肾功能异常，治疗前均未服用其他抗癌中药及免疫调节剂，其中男52例，女44例，年龄34～70岁，年龄平均（56.5±5.5）岁。采用数字表法随机分为治疗组48例和对照组48例。对照组男26例，女22例，年龄34～69岁，平均（54.8±5.9）岁。两组在性别、年龄及临床分期等方面比较，差异无显著性，具有可比性。对照组给予保肝及营养对症支持治疗：谷胱甘肽注射液等保肝，复方氨基酸注射液、白蛋白注射液、呋塞米针剂、左氧氟沙星注射液等对症支持治疗。治疗组在对照组治疗基础上加服正肝化症汤（以灵芝为君药的方剂），每日1剂，分2次口服。两组均以治疗120日为1个疗程，治疗结束后比较疗效。结果如下。

（1）两组疗效比较（表2-7）

表2-7　两组患者疗效比较

组别	*n*	显效	有效	无效	总有效率
治疗组	48	24	20	4	91.67%
对照组	48	12	14	22	54.17%

（2）两组治疗前、后肝功能参数变化（表 2-8）

表 2-8　两组治疗前、后肝功能参数变化

组别	*n*	时相	ALT（IU/L）	AST（IU/L）	TBil（μmol/L）
治疗组	48	治疗前	114.23±301.11	90.41±45.26	38.76±4.33
		治疗后	38.99±16.17	38.14±17.31	14.25±5.01
对照组	48	治疗前	113.08±103.5	89.52±27.38	37.95±5.25
		治疗后	78.21±34.22	53.18±16.32	27.28±5.18

（3）两组患者治疗后 1 年生存率比较（表 2-9）

表 2-9　两组患者治疗后 1 年生存率比较

组别	*n*	1 年生存	总有效率
治疗组	48	38	79.17%
对照组	48	26	75.00%

（4）两组患者治疗后 2 年生存率比较（表 2-10）

表 2-10　两组患者治疗后 2 年生存率比较

组别	*n*	2 年生存	总有效率
治疗组	48	26	54.17%
对照组	48	14	29.17%

从结果来看，治疗组近期疗效总有效率为 91.67%，对照组为 54.17%，两组综合疗效比较差异有显著性意义；治疗组 2 年生存率为 54.17%，对照组 29.17%，两组比较差异有显著性意义；治疗组治疗后肝功能指标和总胆红素明显降低，且明显低于对照组。结果表明灵芝对中晚期原发性肝癌有一定治疗作用。

肝癌属中医肝积、脾积、症积、黄疸、鼓胀范围。中医认为，该病多由于感受湿热，毒邪迁延留滞，七情郁结，饮食内伤等所致肝脾失和，气血痰毒瘀结脉络，日久渐聚结成块停于胁腹而成。本虚标实、因虚致病、因病致实为总的病机。灵芝扶正祛邪并举，益气扶正，使脾气充实，防止肝病蔓延，可改善肝脏微循环障碍和血液流变学状态，具有促进肝细胞再生作用。

双灵固本散是以灵芝孢子粉为主要成分的一种中药制剂，任武生等探讨了原发性肝癌（Ⅱ期、Ⅲ期）介入治疗联合应用双灵固本散的增强化疗疗效和免疫功能作用。将原发性肝癌患者分成治疗组（62 例）和对照组（60 例）；治疗组在介入治疗前 1 周开始服用双灵固本散，每日 4g，连续服用 15 日，对照组在介入治疗后常规服用维生素 C、肌苷、葡醛内酯（肝泰乐）等护肝治疗。结果如下。

（1）对两组患者在介入治疗前 AFP（甲胎蛋白）≥ 200mg/mL 以上者进行治疗后 AFP 下降，对照治疗后下降 55% 以上者（与治疗前检测值对照），治疗组 40 例，对照组 28 例；两组比较，差异显著（$P<0.05$）。

（2）患者累计生存率对照观察。6 个月、1 年、2 年累计生存率，治疗组分别为 72.4%、58.3%和 39.6%；对照组分别为 53%、38.6%和 20.8%，两组差异有显著性（$P<0.01$）。

（3）生活质量变化评估。治疗组患者的食欲、精神状态、睡眠、体力改善，肝区胀痛症状缓解和部分患者疼痛明显减轻或消失。生活质量显著改善者 33 例，改善者 21 例，稳定者 4 例，下降者 4 例，总有效率 87%。

甄作均等对 70 例肝癌肝切除患者，采用计算机随机数字表法将肝癌患者随机分为常规护肝治疗组（常规护肝组）和灵芝孢子粉治疗组（灵芝孢子粉组）。另选 35 例健康体检者作为健康对照组，常规护肝组术后 1d 开始给予复方甘草酸苷注射液+极化液，灵芝孢子粉组在常规护肝治疗的基础上，术后 1d 开始口服灵芝孢子粉（每粒 0.3g），每次 5 粒，一日 3 次。分别于术前（或入组时）及术后 1d、7d 和 28d 检测外周血 T 淋巴细胞亚群（$CD4^+$和 $CD8^+$）和 NK 细胞。$CD4^+$、$CD8^+$和 NK 细胞占淋巴细胞百分率的比较采用 t 检验。结果显示：肝癌患者 $CD4^+$细胞百分率为 34%±7%较健康对照组 43%±7%明显降低，$CD8^+$细胞百分率 30%±3%较健康对照组 27%±3%明显升高。结果说明灵芝孢子粉可以减少肝癌根治术后复发，安全有效。

庞丽娟等在山灵芝粉为主要药物治疗原发性肝癌合并门静脉癌栓 1 例的报告中显示，临床患者刘某，男性，77 岁，无明显诱因出现肝区不适，乏力；腹胀。在当地医院行彩超、CT 检查发现肝内占位；AFP＞100ng/mL；丙肝抗体阳性，未行治疗。为进一步诊治，到吉林省某医院，经诊断印象诊断：①肝脏多发占位性病变，考虑肝癌。②门静脉改变，考虑癌栓。③左肾低密度灶，考虑囊肿。④右肾下极前方结节，考虑肿大淋巴结。头部 CT 平扫，肺 CT 平扫：①左侧枕叶低密度灶。②左肺上叶舌段索条考虑炎变。③多根肋骨改变，不除外转移，建议定期复查。诊断为原发性肝癌 C 期（BCLC 分期）、丙型肝炎后肝硬化、左肾囊肿。拟在局麻下行肝动脉化疗栓塞术，但患者因各种原因而拒绝手术治疗，于是回到家里用民间偏方治疗均不见效果，后买来山灵芝磨成粉，晨起空腹喝约3克，每日一次，一个月之后初见疗效，腹胀乏力明显减轻。三个月后生化检查提示，GGT、LDH、AST、ALT值均明显下降，现患者饮食起居均正常。

杭州方回春堂国医馆医案记载：倪××，男65岁。患者于2006年10月25日因健康体检行B超检查发现肝内多个肿块，超声提示右肝高回声病灶，在浙江省某医院B超检查显示：肝脏大小形态尚可，包膜不光整呈锯齿样，实质回声粗，全肝弥漫类小结节样，左右肝内可见多枚边界清无回声，较大的约35mm×25mm。超声提示右肝前低回声结节肝癌考虑。后又在另一医院进行CT检查，提示：①肝右叶V段（较大病灶）及尾状叶病灶，血管瘤考虑。②肝右叶V段（较小病灶）肿瘤待排。③肝肾多发性囊肿，后行肝穿刺活检。病理报告诊断为肝细胞肝癌。遂于2006年11月15日进行切除手术。出院后，患者肝功能不正常，肝硬化，抱着九死一生的心态前来就诊，给予破壁孢子粉 4g 冲服，外加服用其他中药，服用半月复诊，面色良好，诸症好转。加服半年，身体日渐强壮，症状基本好转，稳定，复查肝功能全部正常。

中国癌症治疗保护网吕迪主任认为，肿瘤之所以扩散、转移及较难根治的重要原因是患者自身的免疫功能低下或失调。灵芝是最佳的免疫功能调节剂和激活剂，其可显著提高机体的免疫功能，增强患者自身的防癌、抗癌能力。灵芝可以通过促进白细胞介素2等内源性抗癌物质生成；通过促进单核巨噬细胞的吞噬功能；通过提升人体的造血功能尤其是白细胞的指标水平，以及通过其中某些有效成分对癌细胞的抑制作用，成为抗肿瘤及癌症治疗的优选药物。灵芝对多种理化及生物因素引起的肝损伤有保护作用，无论在肝脏损害发生前还是发生后，服用灵芝都可保护肝脏，减轻肝损伤。其根本原因在于，灵芝具有扶正固体，增强免疫功能，提高机体抵抗力的巨大作用。它不同于一般药物对某种疾病所起的治疗作用，亦不同于一般营养保健食品，只对某一方面营养素的不足进行补充和强化，而是在整体上双向调节人体机能平衡；调节内部活力；调节人体新陈代谢机能；提高自身免疫能力，促使内脏或器官机能正常化。

5. 灵芝孢子粉对其他恶性肿瘤的治疗作用

传统中医认为肿瘤是“积之始生，得寒乃生”及“内伤于忧怒”，即外感和情志所伤是积聚的病因，但发病与否决定于人之正气。中医通常采用扶正固本、活血化瘀和清热解毒法发挥抑瘤作用，尤其在调整机体功能、增强机体免疫力方面有着独特的优势。

灵芝是我国一味传统中药，古代本草学者认为其具有扶正培本、回阳救逆、健脾益肾、补气养血、养心安神的作用，临床常用于各种虚劳症候。恶性肿瘤属中医学的“虚劳”病范畴，其发生、发展与正气虚弱有密切关系。临床所见中、晚期患者表现出的各种症状，都是正不胜邪、邪气内胜、正气衰竭病机的外在反映。灵芝扶助正气的功效，对于改善或消除肿瘤引起的虚劳症候有重要的作用。

从现代医学上讲，灵芝孢子粉治疗肿瘤的机理是灵芝孢子粉的多糖肽能破坏癌细胞的端粒酶，使癌细胞衰亡，有效地杀死癌细胞，并可迅速提高免疫球蛋白和补体的含量，直接刺激淋巴细胞合成白细胞介素 1 和 2 的能力，刺激肿瘤坏死因子产生，激活巨噬细胞吞噬功能，增强 NK（自然杀伤）细胞的活性，从而增强人体免疫力，排除过滤性病毒对人体的侵袭。另外，灵芝孢子粉中的天然有机锗具有调整肿瘤细胞电位功能，使肿瘤处在不利于生存的环境中，并防止向其他处扩散，抑制癌细胞扩散。

贾军在灵芝孢子粉治疗肿瘤临床应用观察中，选取 30 例肿瘤患者，年龄 27～70 岁，男 16 例，女 14 例，45～60 岁的患者占 70%，患者采用给予口服破壁灵芝孢子粉的给药方法，服用量根据病情而定。一般情况下，早期癌症患者每天 2～3g，中期 3～5g，晚期 6～9g。结果肿瘤患者症状消失者 4 例，显著好转者 10 例，好转者占 6 例，总有效率 66.7%。其中乏力、腹胀、疼痛、恶心、食欲不良、咳嗽、腹泻、便秘等症状均有明显改善，生活质量提高。

双灵固本散主含灵芝。任武生应用双灵固本散组（治疗组）232 例，其中男 147 例，女 85 例，年龄 28～77 岁，平均 55.6 岁，均经病理证实为恶性肿瘤患者。其中乳腺癌 46 例，鼻咽癌 21 例，肺癌 52 例，食管癌 39 例，纵隔肿瘤 17 例，直肠癌 24 例，其他恶性肿瘤 33 例；并以同期放疗患者 166 例作为对照组，其中男 99 例，女 67 例，年龄 39～72 岁，平均 57.8 岁。其中乳腺癌 31 例，鼻咽癌 13 例，肺癌 35 例，食道癌 29 例，纵隔肿瘤 11 例，直肠癌 17 例，其他恶性肿瘤 30 例。

联合用药组放射治疗期间及放疗前后各 1 周服用双灵固本散，每日 2 次，每次 2g。结果如下。

（1）肿瘤控制率

放射治疗结束两周检查，联合用药组肿瘤消失（CR）占61.2%，肿瘤缩小（PR）＞50%占 38.8%；放疗对照组肿瘤消失（CR）占31.9%，肿瘤缩小（PR）＞50%占58%，肿瘤略缩小或缩小不明显（DS）占 11%，两组差异有显著性；远期随访联合用药局部复发率比对照组明显降低。

（2）肿瘤复发及转移（表2-11）

表 2-11 两组复发及转移时间比较（%）

项目	联合用药组		放射治疗组	
	12 月	24 月	12 月	24 月
原发肿瘤部位复发	7	16.5	43	25
浸润性癌复发	11	23	55	31
淋巴转移	4	9.2	19	17.4
其他脏器转移	2	3	18	16.5

（3）白细胞总数变化（表2-12）

表 2-12 两组放射治疗前后白细胞总数变化

组别	放疗前	放疗后 2 周	放疗后 4 周
联合用药组	5.12±2.32	4.74±2.80	4.82±2.68
对照组	5.16±2.10	3.96±2.06	4.01±2.69

牛兆林在中华灵芝宝治疗中晚期恶性肿瘤临床观察中，先取30例住院癌症患者，均为失去手术机会或停用或放化疗6周以上者。男18例，女12例，最大年龄74岁，最小年龄42岁。30例中肺鳞癌5例，肺腺癌5例，肺癌1例，肝癌1例，结肠腺癌2例，直肠腺癌1例，食管鳞癌4例，喉鳞癌4例，胃腺

癌 2 例，恶性淋巴瘤 1 例，乳腺单纯癌 1 例，舌鳞癌 1 例，卵巢囊腺癌2例。临床分期：Ⅱ期4例，Ⅲ期11例，Ⅳ期15例。中医辨证分型：脾虚痰湿型 12 例，气滞血瘀型 9 例，阴虚内热型 9 例。中华灵芝宝，由陕西省某制药厂生产的以灵芝为主要原料的中成药（每袋 2 克），每次 2 克，每日 1～2 次，7 天为一疗程，皆完成疗程，有 5 例用药超过 20 天，1 例用药 120 天（间断用药）。

治疗结果：完全缓解（CR）1 例（33%），部分缓解（PR）2 例（6.67%），稳定（S）22 例（73.33%），进展（P）5 例（16.7%），有效率 83.3%。本组用药无明显毒副反应，仅 3 例轻度腹泻，每日 2～3 次，1 例恶心，肝肾功能无改变，心电图及尿常规均正常。其中 1 例食管鳞癌患者食管中段病变 5cm，服药 42 袋（未用其他药物）经四个月间断治疗，肿瘤完全消失。肿瘤破溃的颈部转移癌两例、乳腺癌经局部用药疗程，结果肿瘤缩小 1/2，说明灵芝局部用药亦有明显效果。本组有 4 例重度疼痛（肺癌 2 例，结肠癌、喉癌各 1 例）服药 2～3 天，疼痛完全消失。根据舌质、舌苔、脉象观察服药后正气有不同程度恢复，病邪渐退，机体内阴阳趋于平衡致使生活质量提高。综上所述，灵芝对中晚期恶性肿瘤患者改善症状增强免疫力，提高生活质量方面有一定作用。

李宝鸿等对红灵芝排毒化肿胶囊与红灵芝抗炎消肿散同治乳腺癌 35 例临床疗效进行了分析。对确诊为乳腺癌的患者 35 例，其中女 34 例，男 1 例，最小的 28 岁，最大的为男 86 岁，皆病情严重，经服用以灵芝为主要原料的红灵芝排毒化肿胶囊、红灵芝抗炎消肿散后，患者病情稳定，症状减轻，肿块缩小，能正常生活和工作，总有效率为 89.57%，下面仅举 4 例，具体说明。

病案一：云南省建水县患者甲，女，46 岁，2009 年在云南省某省级医院确诊为乳腺癌，花去医药费几万元，但效果不佳。前来就诊，可触到乳腺肿块，乳头溢液，伴有胸痛、气促等症状。经服用红灵芝排毒化肿胶囊与红灵芝抗炎消肿散一年后，症状控制，肿块缩小，临床体征正常，至今身体状况良好。

病案二：云南省建水县患者乙，女，44 岁，2007 年在云南省某省级医院确诊为乳腺癌，花去医药费上万元，但效果不佳。前来就诊，就诊时乳房有“橘皮样”改变，肿瘤表面皮肤凹陷，乳头偏向肿瘤所在的方向，乳头内陷，出现侧腋窝淋巴转移等。经过服用红灵芝排毒化肿胶囊与红灵芝抗炎消肿散，每天服用红灵芝排毒化肿胶囊 3 次，每次 4 粒；同时服用红灵芝抗炎消肿散每天 40g，开水煎泡当茶饮用。服药 3 年后复诊，症状控制，肿块缩小，临床体征正常，身体状况良好，能正常生活。后改为间断服药，至今身体恢复良好。

病案三：云南省昭通市患者丙，女，47 岁，2006 年在云南省某省级医院确诊为乳腺癌，但多方医治效果甚微，根据其身体状况，也无法进行手术。前来就诊，可触到乳内肿块，有触痛感和乳头溢液，经过服用红灵芝排毒化肿胶囊与红灵芝抗炎消肿散，每天服用红灵芝排毒化肿胶囊 3 次，每次 4 粒；同时服用红灵芝抗炎消肿散每天 40g，开水煎泡当茶饮用。服药 4 年后复诊，症状控制，肿块缩小，疼痛减轻，身体状况良好，能正常生活。后改为间断服药，现能正常生活、劳动。

北京某医院报告，80例用破壁灵芝孢子粉配合放疗、化疗治疗肿瘤患者，年龄在20～69岁（大多数是50～60岁），其中乳腺癌17例、肺癌33例、胃癌10例、大肠癌8例、其他肿瘤12例。80例中，56例服用灵芝孢子粉，每日3次，连服21天。治疗结果：生活质量提高的服用灵芝破壁孢子粉组有30例，有效率53.6%。

6. 灵芝孢子粉对脾虚证12种肿瘤的治疗作用

脾虚证是指脾气不足，失其健运所表现的证候。多因饮食不节，劳累过度久病耗伤脾气所致。脾气虚弱，运化失职，水谷内停，故纳少、脘腹胀满；食后负担加重，故腹胀更甚；水湿不运，流注肠中，故大便溏薄；脾主肌肉四肢，脾虚日久肢体失养，故神倦乏力；中气不足，故少气懒言；脾虚失运，水湿浸淫肌表，故面色白、水肿；脾胃为气血生化之源，脾气虚，日久可致营血亏虚，或气血两虚之证；肌肤失去血的儒养和温煦，可致形体消瘦，面色萎黄，舌淡苔白，脉浮弱，是脾气虚弱之象。《神农本草经》记载：灵芝有“益心气”“安精魂”“补肝益气”“好颜色”“久食可轻身不老，延年益寿”的功效。此外灵芝还能扶正固本，对脾虚证肿瘤有辅助治疗作用。

倪家源等在用灵芝孢子粉胶囊对脾虚证的肿瘤放化疗患者临床疗效的研究中，将住院患者160例，实验组100例，化疗50例，放疗50例，男65例，女35例，年龄最大70岁，最小20岁，平均62岁。其余60例为对照组。两组性别、年龄无明显差异。中医辨证（脾虚证）：食欲减退，神疲懒言，肢体倦怠，食后腹胀，大便稀溏，面色萎黄，肌瘦无力，舌淡，脉细无力；160 例均符合上述任 3 项主虚加舌象或脉象，其中属脾虚 5 大主症前 3 症“食欲减退，神疲懒言，肢体倦怠”者，实验组占 69%～87%，对照组占 76.7%～80%。160 例患者均经西医影像学与病理细胞学明确诊断为食道癌、肺癌、乳房癌等 12 种肿瘤，实验组与对照组病种分布也几无差异，不符合上述标准或合并有心、脑、肺、肝、肾和造血系统等器质性病变，未按常规用药无法判断疗效者不能入选。病例随机分组，试验组 100 例，在常规放化疗前 3 天开始服药，口服，每日 3 次，每次 0.4 克，连续服用 1 个月为 1 个疗程。对照组 60 例，按照常规放化疗治疗，不加实验药品，连续观察 1 个月。结果如下。

（1）脾虚症候主症状改善情况（表 2-13）

表 2-13　两组患者主症状改善疗效比较

症状	实验组		对照组	
	n	有效	*n*	有效
食欲减退	69	61（88.4%）	46	14（30.4%）
神疲懒言	87	79（90.8%）	48	11（22.9%）
肢体倦怠	83	69（83.1%）	47	12（25.5%）
食后腹胀	12	6（50.0%）	6	0（0%）
大便稀溏	14	8（57.1%）	7	0（0%）

由表 2-13 可知，治疗组 5 大主症改善平均有效率，实验组为 73.9%、对照组为 15.8%；前 3 大主症改善平均有效率实验组为 87.4%、对照组为 26.3%。

（2）中医症候积分疗效分析（表2-14）

表 2-14 两组中医症候积分疗效比较

组别	*n*	显效	有效	无效	有效率	$R\pm26R$
实验组	100	23	63	14	86.0%	0.50±0.058
对照组	60	0	16	44	26.7%	0.17±0.075

（3）生活质量疗效分析（表2-15）

表 2-15 两组生活质量 Karnofsky 疗效比较

组别	*n*	显效	有效	无效	有效率	$R\pm26R$
实验组	100	33	58	9	91.0%	0.50±0.058
对照组	60	0	18	42	30.0%	0.15±0.075

灵芝孢子粉对脾虚证的肿瘤放化疗患者肿瘤有效率分别为91.0%、30.0%，中医证候积分法有效率分别为86.0%、26.7%，按脾虚证候5大症状改善达（+）以上的平均有效率分别为73.9%、15.8%，前3大主症平均有效率分别为87.4%、26.3%，2组各项有效率均有显著性差异（$P<0.05$）。

第二节 灵芝孢子粉与免疫力低下

1. 免疫力相关知识

1.1 什么是免疫力

中医中有一句话："正气内存，邪不可干。"这里的正气，指的就是人体的免疫能力。意思是说，正气盛的人，抵抗力强，就不会生病。因此，中医养生贵在长养正气，正气强，精气神就强，就能战胜邪气。当然，就拥有了健康的体魄。我们的身体与生俱来有着一种非凡的自我康复和抵御疾病的能力——免疫力。

免疫力是人体自身的防御机制，是人体识别和消灭外来侵入的任何异物（病毒、细菌等），处理衰老、损伤、死亡、变性的自身细胞，以及识别和处理体内突变细胞和病毒感染细胞的能力，是人体识别和排除“异己”的生理反应。

免疫力是维护体内环境稳定性的能力。环境中充满了各种各样的微生物：细菌、病毒、支原体、衣原体、真菌等。在人体免疫力不足的情况下，它们都可以成为“赶早班”的病原体。虽然人体对不同的病原体会产生相应的抗体，以抵御再次感染，但抗体具有专一性和时限性，比如，链球菌抗体只能在较短时期内保护机体不受链球菌的再次侵犯，也并不能抵御其他病毒的感染。

1.2 影响免疫力的因素

现代文明给人类带来物质享受，从根本上改变了人类原先的生活方式和习性，同时也给人类带来了大量的负面影响。周边环境如二手烟污染、家具毒素污染、汽车尾气，经常熬夜、精神毒素、过度疲劳、睡眠不足、久坐不动等都是影响免疫力的因素，共同作用造成免疫力的降低。营养过剩造成各种代谢紊乱，体内毒素排泄受阻，诱发心脑血管疾病；室内四季温控的环境使螨虫、蚜虫、孢子类及各种细菌、病毒大量繁殖，浮游在空气中，通过呼吸道进入人体内。现代化的家具、室内装饰、装潢材料夹带着甲醛等有害致癌物质同样侵蚀着人类的健康。

人类要具备抵抗各种病毒、细菌的防疫能力，保持健康的体魄，最重要的是增强自身自然免疫力及对各种疾病的自然治愈力。

1.3 免疫力低下的表现

（1）经常感到疲劳

工作经常提不起劲，稍做一点事就感到累了，去医院检查也没有发现什么器质性病变，休息一段时间后精力又能缓解，可持续不了几天，疲劳感又出现了。

（2）感冒不断

感冒成了你的家常便饭，天气稍微变冷、变凉，来不及加衣服你就可能打喷嚏，而且感冒后要经历好长一段时间才能痊愈。

（3）伤口容易感染

身体哪个部位不小心被划伤后，几天之内伤口就会红肿，甚至流脓，正常人很快就可以好，而你却要拖许久；或者你的某个部位，比如臀部长个又痛又痒的小疖子，过几天头上又长了。

（4）肠胃易得病

在外面餐馆吃了一个普通的菜，其他的人安然无恙，而你却上吐下泻。以上这些都是免疫力低的表现。

1.4 如何提高身体免疫力

（1）均衡营养

多吃新鲜的蔬菜和水果。

（2）保持乐观的情绪、乐观的态度

保持乐观的情绪，可以维持人体处于一个最佳的状态，尤其是在现今社会，人们面临的压力很大，巨大的心理压力会导致对人体免疫系统有抑制作用的激素分泌增多，因此容易受到感冒或其他疾病的侵袭。

（3）良好的睡眠

睡眠与人体免疫力密切相关。著名免疫学家通过“自我睡眠”试验发现，良好的睡眠可使体内的两种淋巴细胞数量明显上升，促使白细胞增多，巨噬细胞活跃，肝脏解毒功能增强，从而将侵入的细菌和病毒消灭。

（4）坚持锻炼

每天运动 30～45 分钟，每周 5 天，持续 12 周后，免疫细胞数目会增加，抵抗力也相对增强。运动只要使心跳加速即可，如手术后散步就很适合。

（5）中药调理

可服用一些增强免疫力的中药，如蛹虫草、人参、灵芝、黄芪等。

2. 灵芝孢子粉对免疫力的增强作用

灵芝孢子粉能激活巨噬细胞的吞噬功能，对糖皮质激素有拮抗作用；能提高人体内巨噬细胞吞噬和血清凝集功能作用；能增强非特异性免疫功能，提高体液免疫水平和细胞免疫水平。

吴明忠等研究破壁灵芝孢子粉对小鼠免疫功能的影响，结果显示破壁灵芝孢子粉（333.13～1000mg/kg BW）可增强 2，4-二硝基氟苯（DNFB）引起小鼠迟发性超敏反应和增强小鼠血清溶血素反应的作用，但相同剂量下碳廓清试验中，破壁灵芝孢子粉增强小鼠单核巨噬细胞的吞噬功能不显著。根据《保健食品功能学评价程序和检验方法》的结果判定原则，认为破壁灵芝孢子粉具有免疫调节作用。陈晓君等首次用萌动激活的赤灵芝孢子粉对小鼠脾细胞 IL-22（白细胞介素 22）的分泌和脾淋巴细胞转化增殖的影响进行研究。结果显示，与对照组相比，萌动激活赤灵芝孢子粉对小鼠脾细胞 IL-22 分泌有明显促进作用，并能明显提高小鼠脾淋巴细胞转化增殖，并有一定的量效关系，也表明萌动激活赤灵芝孢子粉对小鼠免疫功能有明显的促进作用。

3. 灵芝孢子粉增强免疫力在临床上的应用

现代医药对灵芝的研究多着力于抗肿瘤作用，因为灵芝扶正固本的作用在中药中首屈一指，通过提高机体抗肿瘤免疫力，增强细胞因子诱导杀伤细胞活性等，实现抑制肿瘤扩散、转移，减轻肿瘤患者痛苦等。更值一提的是，灵芝结合放化疗治疗，不仅能增强治疗效果，更有深度减轻放化疗毒副作用的功效，其作用机理与传统肿瘤治疗机制不同。传统肿瘤治疗以杀伤肿瘤细胞（祛邪）为目的，而灵芝是以扶正为目的，这个作用过程完全是正向的，并不产生不良反应。

齐天富等对灵芝孢子粉辅助化疗治疗消化系统肿瘤中，对患者免疫功能的影响进行了临床观察。试验组 100 例住院患者中胃癌 34 例，食管癌 25 例，肝癌 21 例，大肠癌 13 例，其他癌 7 例。其中男性 61 例，女性 39 例，年龄 26～72 岁，平均年龄 54.4 岁；对照组 100 例，其中胃癌 32 例，食管癌 28 例，肝癌 26 例，大肠癌 9 例，其他癌症 5 例。其中男性 68 例，女性

32 例，年龄 24～76 岁，平均 58.3 岁。

试验组给予灵芝孢子粉胶囊，每次 4 粒，每日 3 次。对照组给予贞芪扶正冲剂，每次 1 包，每日 3 次。两组均服用 4 周为 1 个疗程，用药不少于 2 个疗程。结果如表 2-16、表 2-17 所示。

表 2-16　两组患者治疗前后免疫学变化比较（1）（$X \pm S$）

分组	病例数	时间	CD3（%）	CD3/CD4	T 淋转（%）
治疗组	100	治疗前	55.35±7.30	1.35±0.67	60.19±8.05
		治疗后	67.23±6.61	1.58±0.44	65.02±9.64
对照组	100	治疗前	55.16±6.32	1.31±0.72	58.45±7.56
		治疗后	58.12±7.88	1.46±0.85	61.81±10.20

表 2-17　两组患者治疗前后免疫学变化比较（2）（$X \pm S$）

分组	病例数	时间	补体 C_3（g/L）	IgG（g/L）
治疗组	100	治疗前	1.05±0.37	6.42±3.59
		治疗后	1.12±0.31	7.76±4.12
对照组	100	治疗前	1.08±0.34	7.25±3.81
		治疗后	1.17±0.26	7.93±4.64

从以上治疗组和对照组的治疗结果来看，试验组 CD3 明显增多，CD3/CD4、T 淋巴细胞转化率也明显好转，IgG 也明显增多。说明灵芝孢子粉对肿瘤患者的免疫功能有增强作用。

史晓月等将以灵芝孢子粉为原料制成的胶囊用于机体免疫力低下、白细胞减少症等临床疗效观察，结果如表 2-18、表 2-19 所示。

表 2-18　两组治疗疗效比较

组别	显效	有效	无效	总有效率（%）
灵芝孢子粉胶囊	44	20	4	94.11
鲨肝醇	11	13	8	75.00

表 2-19　两组治疗白细胞计数

组别	n	用药前	用药后	P 值
灵芝孢子粉胶囊	68	2.85±0.50	25.2±0.6	<0.01
鲨肝醇	32	2.90±0.48	4.3±0.7	<0.05

莫浩元等在五色灵芝对减轻鼻咽癌患者放疗反应及提高免疫功能的临床研究中，选择确诊鼻咽癌，KPS≥80 分，无伴有其他严重全身性疾病或远处转移者，肝功能异常，未作任何化疗，初治单纯放疗患者 72 例，随机分为试验组及对照组，每组各 36 例。两组患者中男性 67 例，女性 5 例，年龄 18～60 岁。全部确诊为鼻咽低分化鳞癌，鼻咽部放疗剂量 68～72Gy/34～36 次，颈部剂量 46～64Gy/23～32 次。服药试验组Ⅰ期 4 例，Ⅱ期 4 例，Ⅲ期 22 例，Ⅳ期 6 例；而对照组Ⅰ期 5 例，Ⅱ期 5 例，Ⅲ期 19 例，Ⅳ期 7 例；两组患者中Ⅱ～Ⅲ期 50 例，占总数 69.44%；两组间性别、年龄及临床分期的分布无统计学差异。

单纯放疗试验组服用以灵芝为原料制成的五色灵芝，每次 2 粒，1 日 3 次。对照组服用维生素 C 2 粒，1 日 3 次。两组由放疗开始服药至放疗结束。此期间其他可能影响观察指标的药物不用。两组在放疗前、放疗中（第 4 周）、放疗后分别抽取外周血检测淋巴细胞 ^{3}H-TDR 转化率、自然杀伤淋巴细胞、

WBC、RBC、Hb 并记录数据，以及观察口干、胃纳、口腔黏膜反应充血、水肿、浅溃疡的程度。两组间放疗中、放疗后各检测值与放疗前检测值的差值进行 t 检验。结果如表 2-20 所示。

表 2-20　两组患者外周血淋转放疗中、放疗后与放疗前的差值比较（$X\pm s$）

组别	例数	放疗中减放疗前	放疗后减放疗前
治疗组	36	0.606±2.154	2.065±4.926
对照组	36	–1.758±4.011	–0.939±3.785

结果显示淋巴细胞 ^{3}H-TDR 转化率在服药组放疗中段减放疗前，放疗后减放疗前的差值平均数都是正数，表示有提高，而在对照组都为负数，表示都降低，$P<0.05$，有统计学差异。说明灵芝对提高淋巴细胞 ^{3}H-TDR 转化率有效。结果如表 2-21 所示。

表 2-21　两组患者外周血 NK 细胞放疗中、放疗后与放疗前差值比较（$X\pm s$）

组别	例数	放疗中减放疗前	放疗后减放疗前
治疗组	36	–3.8963±14.802	0.3137±11.0555
对照组	36	–0.7047±14.661	4.5744±12.262

和淋巴细胞 ^{3}H-TDR 转化率计算方法一样，NK 细胞在两组患者放疗中和放疗前的差值平均数都是负数，表示两组在放疗中 NK 细胞活性都降低；而放疗后和放疗前的差值平均数为正值，表示放疗后 NK 细胞活性又升高，两组计算 $P>0.05$，无统计学差异。说明灵芝对提高 NK 细胞活性无效。结果如表 2-22 所示。

表 2-22 两组患者外周血 WBC、RBC、Hb 放疗后与放疗前差值比较（$X \pm s$）

组别	例数	放疗后减放疗前		
		WBC	RBC	Hb
治疗组	36	−1.8639±1.696	−0.5244±0.834	−11.9444±12.359
对照组	36	−2.2220±2.475	−0.4911±0.651	−11.8056±11.326

外周血 WBC、RBC、Hb 在两组间只作放疗后与放疗前的差值比较，虽然差值平均数都是负值，但可以看出治疗组 WBC 下降程度比对照组低，$P<0.05$，说明灵芝对升高白细胞有效。

许多临床研究均证明，灵芝具有提高肿瘤患者免疫力作用，减轻化疗和放疗引起的白细胞减少，提高肿瘤患者对化疗和放疗的耐受性。焉本魁等报道，将Ⅱ～Ⅳ期非小细胞肺癌（肺腺癌 32 例，鳞癌 15 例，鳞腺癌 7 例，大细胞癌 2 例）患者 56 例，随机分为治疗组（灵芝口服液+化疗组）35 例，对照组（单用化疗）21 例，化疗应用顺铂加长春地辛方案，治疗组同时口服灵芝口服液，每次 20mL，一日 3 次。所统计患者必须完成 2 个疗程治疗，未完成治疗的或者中途中止或死亡的都判为无效。结果发现，治疗 2 个疗程后，治疗组 35 例中完全缓解（CR）为 2 例（5.7%），部分缓解（PR）为 21 例（60%），稳定（NC）为 9 例（25.71%），进展（PD）为 3 例（8.57%），CR+PR（总缓解率）为 23 例（65.71%）；对照组 21 例中 CR 为 1 例（4.76%），PR 为 8 例（38.14%），NC 为 10 例（47.62%），PD 为 2 例（9.52%），CR+PR 为 9 例（42.86%），两组比较，有显著性差异。治疗组治疗前后的各血象指标无明显变化，而对照组治疗前后红细胞、白细胞、血红蛋白和血小板均明显下降，表明灵芝能减轻化疗对骨髓造血功能的抑制；治疗后治疗组T3、T4和T8较治疗前均有不同程度的升高，对照组患者治疗后T3、T4和T8有不同程度的降低，提示灵芝能增强肿瘤患者的细胞免疫功能。

张新等报道，29例经病理诊断为肺癌的Ⅲ～Ⅳ期患者，随机分为灵芝组口服灵芝片（每片含灵芝提取物55mg），每日2次，每次2～4片，连用3个月，对照组以同样剂量服用安慰剂。观察灵芝片和安慰剂对肺癌患者免疫调节、血液流变学和临床治疗效果等的影响。结果发现，灵芝组血清TNF-α水平由治疗前的（17.7±4.3）ng/L增至治疗后的（28.7±6.6）ng/L；对照组则分别为（14.0±4.9）ng/L和（19.1±13.2）ng/L；对照组血清可溶性IL-2受体水平从治疗前的（259±275）kU/L增至治疗后的（501±291）kU/L。服灵芝后未见血液流变学的明显改变，仅见纤维蛋白原明显下降。未观察到肝、肾功能损害等严重毒副作用。结果表明，灵芝对肺癌患者有免疫调节和改善血液高凝状态的作用。

林能俤等将经病理学、细胞学和CT检查证实的114例癌症（胃癌、食管癌、肺癌、肝癌、宫颈癌、结肠癌和膀胱癌）患者随机分为化疗+灵芝组（66例）和单纯化疗组（48例）进行治疗前后对照和组间比较，观察灵芝提取物配合化疗治疗癌症的疗效。治疗组：从化疗（FAM方案）开始及化疗后服灵芝提取物胶囊，每次服4粒，每日4次，40d为1个疗程。结果灵芝提取物胶囊配合化疗可明显改善癌症患者的细胞免疫功能。治疗前、后化疗+灵芝组NK细胞活性分别为51.24±7.90和48.10±7.90；单纯化疗组分别为51.40±6.62和44.43±

7.19，化疗+灵芝组治疗前后 CD3、CD4、CD8 细胞亚型无显著改变，但单纯化疗组治疗后 CD3、CD4、CD8 细胞亚群百分率明显降低。

Zhao 等将 48 名进行内分泌治疗具有癌相关性疲劳症状的乳腺癌患者随机分为试验组和对照组。试验组患者接受口服灵芝孢子粉每次 1g，一日 3 次，共治疗 4 周，对照组服用安慰剂治疗。在治疗前及治疗后，患者进行癌症治疗相关疲乏功能评估表（FACIT-F）、焦虑及抑郁量表（HADS）、生活质量问卷表（EORTC QLQ-C30）的评估。服用灵芝孢子粉前后，检测患者血液中的 TNF-α和 IL-6 的水平和肝肾功能，应用配对检验及回归分析对结果进行统计学分析。FACIT-F 评估结果显示，与对照组相比，患者接受灵芝孢子粉治疗后身体状况评分及疲劳程度评分均明显升高（$P<0.01$）。结果显示，试验组患者的焦虑及抑郁程度降低及生活质量满意度增高。

试验组患者用药前后血液中 TNF-α分别为 128.7ng/L 和 71.9ng/L，IL-6 分别为 62.4ng/L 和 37.6ng/L，用药后血液中 TNF-α和 IL-6 均明显降低（$P<0.01$），表明灵芝孢子粉可改善接受内分泌治疗乳腺癌患者的癌相关性疲劳，改善患者的抑郁程度，提高生活质量。其疗效机制可能与降低引起癌症疲劳的免疫因子 TNF-α和 IL-6 水平有关。服用灵芝孢子粉过程中无严重不良反应发生。

免疫力低下，白细胞减少是“血证”、“虚劳”、“精气不足”、“湿蕴内结”。使脏腑功能不足，气血生化无源，导致气血、脾、肾虚损。治疗以“标本缓急”为原则，“益气安神”、“扶正固本”为纲。灵芝具有补气、益肾、健脾、祛瘀、安心神、疗虚劳之功效。灵芝孢子粉对提高机体免疫力、升高白细胞效果明显，并可使机体许多症状改善，临床使用疗效确切，功能调达。

第三节　灵芝孢子粉与高血脂

1. 高血脂相关知识

1.1　高血脂的病因

高脂血症的病因可分为两大类，原发性高脂血症和继发性高脂血症。原发性高脂血症是指脂质和脂蛋白代谢先天性缺陷（家族性）及某些环境因素，通过各种机制所引起的。这些环境因素包括饮食和药物等。

（1）遗传因素

遗传可通过多种机制引起高脂血症，某些可能发生在细胞水平上，主要表现为细胞表面脂蛋白受体缺陷及细胞内某些酶的缺陷（如脂蛋白脂酶的缺陷或缺乏），也可发生在脂蛋白或载脂蛋白分子上，多由于基因缺陷引起。据报道，多种类型的高脂蛋白血症都可以发生遗传，但国内临床上最常遇到的是Ⅱ型，即家族性高胆固醇血症。仅上海地区就已发现了十多个家族的几十位患者。中山医院曾对 1 例家族性高胆固醇血症的死亡病例进行尸体解剖，发现患者主动脉内膜表面到处是粥样斑块，就如同涂上一层厚厚的奶油蛋糕，在患者的心脏中也发现有多处心肌梗死的“遗迹”。有资料报道，国外有这样的患者 3 岁就死于心肌梗死。这些病例有不少见于近亲结婚者，非近亲结婚可有效地遏制其发生率。

（2）饮食因素

饮食因素作用比较复杂，高脂蛋白血症患者中有相当大的比例是与饮食因素密切相关的。糖类摄入过多，可影响胰岛素分泌，加速肝脏极低密度脂蛋白的合成，易引起高甘油三酯血症。胆固醇和动物脂肪摄入过多与高胆固醇血症形成有关，其他膳食成分（如长期摄入过量的蛋白质、脂肪、碳水化合物及膳食纤维摄入过少等）也与本病发生有关。

继发性高脂血症系指由于其他原发疾病所引起的，这些疾病包括：糖尿病、肝病、甲状腺疾病、肾脏疾病、胰腺、肥胖症、糖原累积病、痛风、阿狄森病、库欣综合征、异常球蛋白血症等。继发性高脂蛋白血症在临床上相当多见，如不详细检查，则其原发疾病常可能被忽略，治标而未治其本，不能从根本上解决问题，于治疗不利。

1.2 引发高血脂的危险因素

（1）吸烟

吸烟已被证实为导致高血脂的头号危险因素，因为香烟中的有害物质会逐渐损伤血管的上皮细胞，使上皮细胞间的缝隙增大。这样一来，血脂随血液流经这段血管时，就能像水中的泥沙一样通过上皮细胞的缝隙，在血管壁内沉积形成血栓。曾有一位 28 岁的患者由于长期吸烟引起高血脂、动脉硬化，最后因心肌梗死死亡。

（2）高血压

血压过高，使血管上皮细胞长期受到高压冲击，发生变性、功能减退，从而让血脂伺机进入血管壁。

（3）高密度脂蛋白胆固醇含量过低

高密度脂蛋白胆固醇（HDL-C）是一种抗动脉粥样硬化因子，是一种对人体有益的血脂。它能够在血管壁内外自由往来，因此可以把已在血管壁中沉积的血脂重新"搬"出来，"逆转血脂在管壁中沉积的过程"。但遗传因素和生活习惯都对高密度脂蛋白胆固醇的含量有影响，比如吸烟、缺乏运动就会使其含量减少。

（4）早发冠心病家族史

如果有早发冠心病家族史（直系亲属中男性发病早于 55 岁，女性早于 65 岁），很有可能本人基因上也有缺陷，天生血管内壁功能不好，同样有可能导致高血脂。

（5）糖尿病

糖尿病对血管壁上皮细胞的危害与冠心病相当，同样容易导致动脉粥样硬化。

（6）年龄

血管上皮细胞的功能也会随年龄渐长而退化，当男性超过 45 岁、女性超过 55 岁，就要注意积极防治高血脂。

1.3　高血脂的预防与健康管理

1.3.1　饮食健康管理

（1）减少脂肪的摄入量是控制血脂的基础

减少动物性脂肪如猪油、肥猪肉、黄油、肥羊、肥牛、肥鸭、肥鹅等的摄入。这类食物饱和脂肪酸过多，脂肪容易沉积在血管壁上，增加血液的黏稠度，饱和脂肪酸能够促进胆固醇吸收和肝脏胆固醇的合成，使血清胆固醇水平升高。饱和脂肪酸长期摄入过多，可使甘油三酯升高，并有加速血液凝固作用，促进血栓形成。多不饱和脂肪酸DHA，能够使血液中的脂肪酸向着健康的方向发展，能够减少血小板的凝聚，并增加抗血凝作用，能够降低血液的黏稠度。DHA 可以降低血脂，保护神经系统。因此提倡多吃海鱼，以保护心血管系统，降低血脂。烹调时，应采用植物油，如豆油、玉米油、葵花籽油、茶油、芝麻油等，每日烹调油 10～15mL。

（2）限制胆固醇的摄入量

胆固醇是人体必不可少的物质，但摄入过多害处不少，膳食中的胆固醇每日不超过 300mg，忌食含胆固醇高的食物，如动物内脏、蛋黄、鱼子、鱿鱼等食物。植物固醇存在于稻谷、小麦、玉米、菜籽等植物中，植物固醇在植物油中呈现游离状态，却有降低胆固醇作用，而大豆中豆固醇有明显的降血脂作用。提倡多吃豆制品。

（3）供给充足的蛋白质

蛋白质的来源非常重要，主要来自于牛奶、鸡蛋、瘦肉类、禽类、鱼虾类及大豆、豆制品等食品。但植物蛋白质的摄入量要在50%以上。

（4）适当减少碳水化合物的摄入量

不要过多吃糖和甜食，因为糖可转变为甘油三酯。每餐应七八分饱。应多吃粗粮，如小米、燕麦、豆类等，这些食品中纤维素含量高，具有降血脂的作用。

（5）多吃富含维生素、无机盐和纤维素的食物

应多吃鲜果和蔬菜，它们含维生素 C、无机盐和纤维素较多，能够降低甘油三酯、促进胆固醇的排泄。可选用降脂食

物，如酸牛奶、大蒜、绿茶、山楂、绿豆、洋葱、香菇、蘑菇、平菇、金针菇、木耳、银耳、猴头菇等。近年发现菇类中含有丰富的“香菇素”，每3～4朵的香菇中含香菇素100mg，具有降脂和保健作用。山楂、花生、淡菜、萝卜、玉米、海带、豆腐、牛奶、黄豆等食物均有降低血脂的作用。要避免饮酒，酒能够抑制脂蛋白酶，促进内源性胆固醇和甘油三酯的合成，导致血脂升高。要采用蒸、煮、炖、氽、熬的烹调方法，坚持少盐饮食，每日食盐6g以下。

1.3.2 运动健康管理

体育锻炼应采取循序渐进的方式，不应操之过急，超出自己的适应能力，加重心脏负担。运动量的大小以不发生主观症状（如心悸、呼吸困难或心绞痛等）为原则。运动疗法必须要有足够的运动量并持之以恒。轻微而短暂的运动对高脂血症、低 HDL-胆固醇血症及肥胖患者不能达到治疗的目的。只有达到一定运动量，对血清脂质才能产生有益的作用并减轻肥胖患者的体重。运动方式则要强调有氧呼吸运动，如轻快的散步，慢跑，游泳，骑自行车和打网球。这些运动方式会对心肺系统产生一定的压力，从而改善心肺的健康状况。高脂血症患者合并急性心肌梗死、不稳定型心绞痛、充血性心力衰竭、严重的室性和室上性心律失常、重度高血压、严重糖尿病及肝、肾功能不全者禁止运动。

1.3.3 生活习惯健康管理

（1）晚餐不宜过饱

因为过饱的晚餐会导致血液流向胃肠道，同样会引起流向心脏和头部的血流减少导致中风和心梗的发生。

（2）减肥

肥胖就是脂肪过剩，也是动脉样硬化的外在标志。

（3）戒烟

烟草中的尼古丁、一氧化碳引发和加重动脉样硬化的发生和发展。

（4）控制酒精摄入

酒对人体少饮有利，多饮有害。酒的热量高，多喝加重肥胖。

（5）有氧运动

1.3.4 心理健康管理

情志刺激思虑伤脾，脾失健运，或郁怒伤肝，肝失条达，气机不畅，膏脂运化输布失常，血脂升高。患有高血脂疾病，患者身体会承受痛苦，心理压力也会非常的大。人们经常说精神支柱指的就是一个人的心理支撑，身体可以倒下去，但精神绝对不可以倒下去，治疗高血脂不是难事，只要积极治疗是可以治好的。调查发现，好多血脂高患者常年用药，甚至不能停药，如果停药，高血脂就会加剧。但在退休后血脂高的情况明显减轻，检查时会发现他们的血脂水平明显比以前低，有的甚至可以停药，即使停药他们的血脂水平也不会明显上升。研究证实，这并不是由于退休后生活方式的改变，主要是退休后，工作压力没有了，情绪趋于正常稳定，导致高脂血症减轻甚至消失。国外的资料也证实，血脂高患者在巨大的工作压力下，情绪变差，容易激动，焦虑，睡眠不好，而这些情况又加重了血脂高疾病本身。而血脂过高又促使患者情绪不稳，这样的恶性循环给患者的治疗带了极大的困难。退休后，患者的心理负担突然减轻，其情绪紧张，激动的时间明显减少，已经趋于紊乱的血脂调节系统又能正常发挥作用。

2. 灵芝孢子粉与高血脂

随着人们生活水平的不断提高，心血管病（CVD）、肥胖症、糖尿病、高血压等已成为危害人类健康的主要疾病，特别是 CVD 已居于我国死亡原因的首位。CVD 虽病因复杂，但脂质代谢异常是重要的影响因素之一，因此，如何有效地调节血脂是目前防治 CVD 的重要课题。近年来，真菌的营养滋补作用及药理功效越来越受到各国科学工作者的重视，其中，灵芝孢子粉不仅具有调节免疫力、抗癌、消炎、降低血糖、降低血脂等功效，而且是无毒副作用的健康产品。

张卫明等在灵芝孢子粉调节血脂作用研究研究中，将体重 150～190g 的雄性 SD 大鼠 50 只适应环境 5d 后，按体重随机分为正常对照组（10 只，喂以基础饲料），高脂模型组（40 只，喂以高脂饲料）。21d 后取尾血，测定血清总胆固醇（TCHO）、血清甘油三酯（TG）和血清高密度脂蛋白胆固醇（HDL-C）含量。高脂模型组按 TCHO、TG 和 HDL-C 随机分为 4 组，每组 10 只。受试动物经灌胃给予（灌胃前禁食 6h），灌胃体积为 1.0mL/100g BW。正常对照组及高脂模型对照组：灌以等体积蒸馏水；灵芝孢子粉 3 个剂量组，低剂量组：125mg/kg BW；中剂量组：250mg/kg BW；高剂量组：500mg/kg BW，动物单笼饲养。正常对照组动物自由摄取基础饲料，高脂对照组及 3 个剂量组动物自由摄取高脂饲料。连续灌胃 21d，收尾血，测定血清总胆固醇、血清甘油三酯和血清高密度脂蛋白胆固醇。结果如表2-23、表2-24、表2-25所示。

表 2-23　灵芝孢子粉对大鼠血清总胆固醇（TCHO）的影响

组别 剂量（mg/kg BW）	动物数 （只）	TCHO（mmol/L）	
		试验前	试验后
正常对照组	10	1.55±0.27	1.72±0.14
高脂模型	10	2.08±0.21	3.49±0.28
灵芝孢子低，125	10	2.06±0.16	3.41±0.33
灵芝孢子中，250	10	2.05±0.35	3.48±0.28
灵芝孢子高，500	10	2.06±0.16	3.14±0.26

3 个灵芝孢子粉剂量组 TCHO 与高脂模型对照比较结果说明，灵芝孢子粉在500mg/kg BW（相当于人体推荐摄入量的20倍）的剂量时，具有降低实验大鼠血清 TCHO 的作用。

表 2-24　灵芝孢子粉对大鼠血清甘油三酯（TG）的影响

组别 剂量（mg/kg BW）	动物数 （只）	TG（mmol/L）	
		试验前	试验后
正常对照组	10	1.65±0.14	1.77±0.27
高脂模型	10	2.12±0.47	2.29±0.17
灵芝孢子低，125	10	2.14±0.42	2.32±0.22
灵芝孢子中，250	10	2.11±0.32	2.09±0.31
灵芝孢子高，500	10	2.06±0.16	1.84±0.26

3 个灵芝孢子粉剂量组 TG 与高脂模型对照比较结果表明，灵芝孢子粉在500mg/kg BW（相当于人体推荐摄入量的20倍）的剂量时，具有降低实验大鼠血清 TG 的作用。

表 2-25 灵芝孢子粉对大鼠血清高密度脂蛋白胆固醇（HDL-C）的影响

组别 剂量（mg/kg BW）	动物数 （只）	HDL-C（mmol/L）	
		试验前	试验后
正常对照组	10	1.67±0.10	1.56±0.21
高脂模型	10	1.63±0.10	1.90±0.17
灵芝孢子低，125	10	1.57±0.16	1.94±0.29
灵芝孢子中，250	10	1.60±0.19	2.01±0.26
灵芝孢子高，500	10	1.55±0.09	1.82±0.14

根据调节血脂作用检验结果判断原则，可初步判定本次测试的灵芝孢子粉在 500mg/kg BW 的剂量时，具有调节血脂作用。与其免疫功能相比，相对要弱一些，但与一般食品比较，灵芝孢子粉在较小的剂量就显示降血脂的效果。

中医认为高脂血症多见于肝肾两虚和痰阻血瘀，尤其是肝脾失调可能是其发病的基础，西医学将高脂血症分为高胆固醇血症、高甘油三酯血症和混合型高脂血症，高胆固醇血症和 LDL-C 升高是冠心病的危险因素，因此，降低血脂对于防止冠心病的发生有重要意义，试验证明灵芝孢子粉调节高血脂小鼠血脂的效果。

黄卫祖等在灵芝调脂灵口服液治疗高脂血症疗效观察中，对 30 例高血脂患者[其中男 8 例，女 22 例；年龄 50～88 岁，平均 63.5 岁；高血脂合并冠心病 7 例，高血脂合并高血压 13 例，高血脂合并高血糖 7 例，总胆固醇（TC）最高值是 8.3mmol/L，平均值是 7.1mmol/L]，每日早、晚各给药一次，服用灵芝调脂口服液，共 3 个月。结果对 TC、TG 的影响如表 2-26、表 2-27 所示。

表 2-26 灵芝对高血脂患者 TC 的影响

结果	第 1 个月	第 2 个月	第 3 个月
有效	8（26.7%）	10（33.3%）	11（36.7%）
显效	8（26.7%）	10（33.3%）	12（40%）
无效	14（46.7%）	10（33.3%）	7（23.3%）
总有效率	22（53.3%）	20（66.6%）	23（76.7%）

表 2-27 灵芝对高血脂患者 TG 的影响

结果	第 1 个月	第 2 个月	第 3 个月
有效	5（16.7%）	6（20%）	8（26.7%）
显效	9（30.3%）	10（33.3%）	14（46.7%）
无效	16（53.3%）	14（46.7%）	8（26.7%）
总有效率	14（46.7%）	16（53.3%）	22（73.4%）

结果表明，服用灵芝调脂灵 3 个月后，降低 TC 的总有效率为 76.7%，降低 TG 的总有效率为 73.4%。

北京中日友好医院报告，用灵芝破壁孢子粉治疗高血脂患者 30 例，治疗结果显示，神疲乏力、胸闷发愁等症状的总有效率达 93.3%。

杨晓云等在灵芝饮配合辛伐他汀滴丸治疗高脂血症临床观察中，对 60 例原发性高脂血症患者，按数字表法随机分为治疗组和对照组各 30 例，治疗组中男 16 例，女 14 例，年龄 45～80 岁，平均（52.5±5.5）岁，病程最短 3 个月；对照组中男 15 例，女 15 例，年龄 46～78 岁，平均（53.1±4.3）岁，病程最短 2 个月。治疗组给予口服以灵芝为原料加工成的灵芝饮，每次 80mL，每日 2 次，配合辛伐他汀滴丸。对照组单服用辛伐他汀滴丸，观察 2 组患者治疗前后血脂的指标变化情况，结果如表2-28、表2-29所示。

表2-28 两组治疗前后血脂变化比较

组别	*n*	治疗阶段	TC	TG	HDL-C	LDL-C
治疗组	30	治疗前	6.70±0.79	2.21±1.65	1.28±0.30	4.98±1.70
		治疗后	5.58±0.89	1.60±0.82	1.52±0.34	3.12±0.86
对照组	30	治疗前	6.37±0.89	2.41±1.35	1.29±0.32	4.89±1.80
		治疗后	5.63±0.90	2.15±1.28	1.34±0.28	4.06±1.70

表2-29 两组疗效比较

组别	*n*	临床控制	显效	有效	无效	总有效率
治疗组	30	13	9	4	4	86.67%
对照组	30	11	8	6	5	83.33%

结果显示，灵芝对心脾两虚型高血脂有较好治疗效果。

第四节 灵芝孢子粉与糖尿病

糖尿病是最常见的慢性病，也是脑卒中和冠心病等心脑血管疾病发病的重要因素，糖尿病已成为严重威胁人类健康的世界性公共卫生问题。

1. 糖尿病相关知识

1.1 糖尿病的分类

糖尿病（diabetes）分Ⅰ型糖尿病、Ⅱ型糖尿病、妊娠糖尿病及其他特殊类型的糖尿病，在糖尿病患者中，Ⅱ型糖尿病所占的比例约为95%。其中Ⅰ型糖尿病多发生于青少年，因胰岛素分泌缺乏，依赖外源性胰岛素补充以维持生命。儿童也是

Ⅰ型糖尿病常见发病对象，儿童Ⅰ型糖尿病患者起病多数较急骤，几天内可突然表现明显多饮、多尿、每天饮水量和尿可达几升、胃纳增加但体重下降。年幼者常见遗尿、消瘦，应引起家长注意。发病诱因常为感染、饮食不当。婴幼儿患病常以遗尿的症状出现为特点，多饮多尿容易被忽视，有的直到发生酮症酸中毒后才去医院就诊。

Ⅱ型糖尿病存在胰岛素抵抗，是指体内周围组织对胰岛素的敏感性降低，外周组织如肌肉、脂肪对胰岛素促进葡萄糖的吸收、转化、利用发生了抵抗。胰岛素抵抗也就是血液里面的杂质太多（如高血脂），妨碍了胰岛素化解血液里面的糖分，所以出现胰岛素抵抗。

1.2 糖尿病的诊断标准

①糖化血红蛋白 A1c ≥ 6.5%；②空腹血糖 FPG ≥ 6.1mmol/L；③口服糖耐量试验时 2h 血糖≥7.8mmol/L，如果上述三项有一项超标，重复检查一次仍超标，可确认为糖尿病。

1.3 糖尿病的危害

糖尿病患者容易引起以下并发症。

（1）心血管病变

除必须长期坚持严格控制糖尿病外，应及早处理各种心血管问题。高血压颇常见，采用药物时应注意有否影响糖、脂肪、钾、钙、钠等代谢，如失钾性利尿剂（噻嗪类）和钙离子通道阻滞剂可减少钾和钙离子进入β细胞而抑制胰岛素释放，以致血糖升高；保钾利尿剂和血管紧张素转换酶抑制剂（ACE）

可抑制醛固酮分泌而排钾减少，在肾功能不全伴高血压者易发生血钾过高而影响心功能，有时可引起严重后果；β肾上腺素能阻滞剂不论选择性或非选择性者均可抑制低血糖症症状、提高血甘油三酯、降低 HDL2-ch，非选择性者还可延迟低血糖症恢复。

不少降压药还可引起体位性低血压、阳痿，以免发生低血糖症时再诱发心肌梗死，但酮症也可诱发上述心脑肾并发症，必须注意。近年来还发现糖尿病性心肌病在严重心力衰竭及心律不齐发生前仅有 T 波低平倒置，应及早严格控制糖尿病和高血压。第二代钙离子通道阻滞剂等可改善心肌功能，也可试用。

（2）肾脏病变

及早控制糖尿病，早期病变可以逆转。对于肾脏病变早期阶段，微量白蛋白尿期，不论有无高血压，使用血管紧张素转换酶抑制剂（ACEI）第一代或第二代药物均可使尿白蛋白排泄量减少。除尿白蛋白外，尿转铁蛋白和尿内皮素排泄量均有明显降低，这主要由于 ACEI 对肾小单位的循环有独特的作用，扩张出球小动脉甚于入球小动脉，以致减低小球内压力，减少蛋白质滤出。

（3）神经病变

（4）视网膜病变

基本治疗为及早控制糖尿病。如有病变应及时就医，且不可拖延，以免延误最佳治疗时机。

（5）足溃疡

俗称“糖尿病足”，主要由下肢神经病变和血管病变加以局部受压甚而损伤所致。与其他慢性并发症一样预防重于治疗。患者要注意保护双足，每日以50～60℃温水洗脚，用软毛巾吸干趾缝间水分，防止发生嵌甲，如有胼胝及时处理以免局部受压，损伤，继发感染。袜子要软而无破损或补丁，鞋子要宽松，穿鞋前要检查鞋内有无尖硬的异物等。也可采用特制鞋垫使局部突出部位减少受压。

1.4　糖尿病患者的饮食控制

（1）避免肥胖，维持理想且合适的体重。

（2）定时定量，每餐饮食按照计划分量进食，不可任意增减。多吃蔬菜。

（3）少吃油煎、炸、油酥及猪皮、鸡皮、鸭皮等含油脂高的食物。

（4）烹调多采用清蒸、水煮、凉拌、涮、烤、烧、炖、卤等方式。不可太咸，食盐摄入量 6 克/天以下为宜。

（5）少吃胆固醇含量高的食物，如腰花、肝、肾等动物内脏类食物。

（6）烹调宜用植物性油脂。不要吃动物油。

（7）配合长期性且适当的运动，药物、饮食的控制。

（8）经常选用含纤维质高的食物，如未加工的蔬果等。香蕉不宜多吃。

（9）含淀粉质高的食物及中西式点心均应按计划的分量食用，不可随意吃，以免过量摄取。

（10）少吃精制糖类的食物，如炼乳、蜜饯。

2. 灵芝孢子粉与糖尿病

临床上通常以空腹血糖、口服葡糖糖耐量等指标诊断糖尿病。此外，结合糖化血红蛋白和糖化血清蛋白反映糖尿病患者血糖长期控制水平，弥补了空腹血糖只反映瞬时血糖值的不足。章灵华等对灵芝孢子粉提取物对实验性糖尿病的防治作用进行研究，实验结果表明，灵芝孢子粉对实验性糖尿病具有较好的降血糖作用，对四氧嘧啶引起的糖尿病有明显的治疗作用（表 2-30）。因为四氧嘧啶能选择性破坏胰岛β细胞，造成大鼠血糖浓度升高。灵芝孢子粉的作用可能是通过减弱四氧嘧啶对胰岛β细胞的损伤或改善受损伤的胰岛β细胞来治疗糖尿病或缓解糖尿病患者的症状。

表 2-30 灵芝孢子粉对空腹血糖及血糖浓度的影响

分组	剂量（mg/kg）	鼠数（只）	血糖浓度（mg/dL）
对照组	—	10	120.92±22.867
试验组	250	8	120.09±27.502
试验组	500	8	102.43±26.451
试验组	1000	8	103.45±18.333

试验组大鼠空腹血糖值和葡萄糖耐量明显高于正常组（$P<0.01$）。经灵芝孢子粉灌胃后，灵芝孢子粉组大鼠空腹血糖值降低和葡萄糖耐量明显比对照组更好，显示出较好的降血糖效果。

李玉明等在绿谷灵芝胶囊治疗慢性病验案研究中，对绿谷灵芝胶囊（灵芝子实体全效提取物和灵芝孢子粉的配方产品）

在糖尿病方面做了研究：丁××，男，70岁，患糖尿病多年，空腹血糖曾达到 17.13mmol/L。服用绿谷灵芝胶囊后，降糖药用量减半，血糖就能控制在 5.8mmol/L，未发生并发症。

景××，男，71 岁，五年前被检查出糖尿病，“三多一少”症状明显。常伴有全身乏力，四肢发软；背部和脚上皮肤发痒，吃过多种中西药，没有效果。2009 年开始服用灵芝胶囊，日服 3 次、每次 3 粒。从当年 6 月起，每日服用 1 片达美康（格列齐特）减少至每天服用半片。另外，因糖尿病引起的皮肤瘙痒大为减轻，从多处大面积不适，变为局部偶然不适。

李壮等研究了灵芝健肾胶囊对早期糖尿病肾病临床症状及血糖的影响。糖尿病肾病 84 例，其中门诊患者 49 例，住院患者 35 例；男性 50 例，女性 34 例；年龄最小 35 岁，最大 73 岁，平均 55 岁；糖尿病肾病病程 1～5 年。随机分为灵芝健肾胶囊治疗组（简称观察组）54 例和安慰剂治疗组（简称对照组）30 例。纳入病例均有不同程度口干咽燥、倦怠乏力、腰膝酸软、怕冷、水肿、夜尿增多症状。纳入时测空腹 + 餐后 2 小时血糖、糖化血红蛋白、24 小时尿微量白蛋白定量及血胆固醇、甘油三酯。观察组和对照组均给予基础治疗，包括饮食控制，适量运动，并配合降糖西药。观察组在基础治疗同时加服灵芝健肾胶囊（方药以灵芝为主要中药组成）。每次 3 粒，每日 3 次口服，12 周为 1 个疗程。对照组：在原饮食控制状态下及原西药降糖药剂量不变的情况下加服安慰剂。每次 3 粒，每日 3 次口服，12 周为 1 个疗程。治疗期间所有患者不加服其他中西药物。结果如下所示。

（1）疗效比较（表 2-31）

表 2-31　两组综合疗效的比较

组别	显效	有效	无效	总有效率
观察组	26	24	4	92.6%
对照组	6	17	7	76.7%

疗效显效：观察组 26 例，对照组 6 例；有效：观察组 24 例，对照组 17 例；无效：观察组 4 例，对照组 7 例。总有效率：观察组 92.6%，对照组 76.7%。观察组疗效优于对照组。

（2）治疗结束时两组中医证候积分比较（表 2-32）

表 2-32　治疗结束时两组中医证候积分比较

组别	例数	证候积分	
		治疗前	治疗后
观察组	54	31.86	12.2
对照组	30	33.47	20.00

经 *t* 检验，两组治疗结束时中医证候积分比较，两组治疗前后具有显著性差异，治疗后组间比较表明观察组疗效优于对照组。

（3）灵芝健肾胶囊对糖代谢的影响（表 2-33）

表 2-33　灵芝健肾胶囊对糖代谢的影响

观察指标	观察组		对照组	
	治疗前	治疗后	治疗前	治疗后
FPG（mmol/L）	9.68±2.81	7.85±1.80	10.21±3.14	8.70±2.13
2hPG（mmol/L）	14.96±3.21	8.91±1.77	15.31±2.93	11.97±5.03
HbA1c（%）	9.35±0.75	7.89±0.36	9.30±0.82	8.69±1.04

结果显示观察组和对照组治疗皆能降低 FPG，HbA1c。两组治疗后 HbA1c 观察组优于对照组，均具有显著性差异。

公冶晨霞在观察灵芝健肾胶囊联合缬沙坦对糖尿病肾病的临床疗效中，选取糖尿病肾病患者68例，将这些患者按照随机数字表法分为对照组和治疗组各 34 例。其中对照组男18例，女16例，年龄35～70岁，平均年龄（49.6±9.2）岁，病程 3.7～30.4 年；治疗组 34 例，男 17 例，女 17 例，平均年龄（48.7±9.8）岁，病程 3.9～29.8 年。对照组给予缬沙坦胶囊，3 粒/次，3 次/天口服，两组患者均治疗 4 周。治疗组在对照组基础上加用灵芝健肾胶囊，口服4粒/次，3次/天，四周后观察疗效，并比较对照组和治疗组患者治疗前后收缩压（SBP）、舒张压（DBP）、空腹血糖（FPG）、餐后 2h 血糖（2h FPG）、糖化血红蛋白（HbA1c）及血肌酐（SCr）、尿素氮（BUN）、24h 尿蛋白定量（24h UTP）。结果如下所示。

（1）疗效比较（表 2-34）

表 2-34　两组综合疗效的比较

组别	显效	有效	无效	总有效率
观察组	26	24	4	92.6%
对照组	6	17	7	76.7%

结果显示两组均有一定疗效，其中治疗组总有效率为88.2%，对照组的总有效率为 58.8%，两组差异有统计学意义。

（2）对照组和治疗组经治疗后血压变化（表 2-35）

表 2-35　对照组和治疗组经治疗后血压变化

组别	例数	时间	SBP（mmHg）	DBP（mmHg）
对照组	34	治疗前	155.4±11.2	106.9±9.7
		治疗后	133.8±10.7	89.6±8.8
治疗组	34	治疗前	153.6±12.6	108.2±11.3
		治疗后	128.2±10.7	78.5±9.5

（3）两组治疗前后血糖指标变化（表 2-36）

表 2-36　两组治疗前后血糖指标变化

组别	例数	时间	FBG（mmol/L）	2hPG（mmol/L）	HbA1c（%）
对照组	34	治疗前	6.9±0.3	7.9±1.4	6.6±0.5
		治疗后	6.7±0.5	7.4±0.4	6.4±0.3
治疗组	34	治疗前	7.0±0.5	8.0±2.2	6.7±0.6
		治疗后	6.5±0.3	7.2±0.3	6.2±0.5

灵芝孢子粉具有改善胰脏血液循环，提高胰脏生理功能，降低血糖，改善糖尿病患者症状等效果。北京协和医院用灵芝孢子粉治疗气阴两虚症状的糖尿病患者 30 例，结果显示：用灵芝孢子粉治疗后，空腹血糖的显效率（空腹血糖降至 7.2mmol/L）为 10%，总有效率为 36.7%。

糖尿病肾病在中医学没有具体命名，但根据其临床表现将其归为“消渴”“水肿”“肾消”范畴，其总的病机为脾肾亏虚，淤血阻滞，是本虚标实之证。患者中医症候主要表现为腰膝酸软，体倦乏力，纳呆，脘腹胀满，口干，畏寒肢冷，水肿，轻者双眼睑肿，重者全身水肿，舌紫暗有淤点，脉沉细。

因脾为后天之本，主升清，统摄血液，肾为先天之本，主封藏，脾肾亏虚则谷精下流，精微下泄，出现蛋白尿、血尿；脾主运化水液，肾主水，两脏失职则水湿犯溢发为水肿，其为本虚所致，血瘀为标。《圣济总录》曰“消渴者久不治，则脉络奎涩”，消渴病日久损伤肾络，络脉受损，血行受阻，产生淤血，肾虚气化失常，阳气失其温煦作用，致使精不化血，脉道枯涩，血行不畅而致瘀。淤血阻络有碍新血生成，使脾肾愈虚。可见淤血既是病理产物又是致病因素。

灵芝入五脏，补一身之气，犹补脾肾之气，既补益脾肾之虚，资先后天之本，同时有利水消肿等作用，《神农本草经》记载灵芝可“补中主癃，利水道，益肾气”，通过灵芝对糖尿病大鼠灌肠试验发现灵芝可降低肾组织丙二醛（MDA）含量，提高肾组织超氧化物歧化酶（SOD）、过氧化氢酶（CAT）、谷胱甘肽过氧化酶（GSH-Px）活性，抑制肾组织氧化应激对肾脏起到保护作用。

第五节　灵芝孢子粉与高血压

1. 高血压相关知识

高血压是指以体循环动脉血压（收缩压和/或舒张压）增高为主要特征（收缩压≥140mmHg①，舒张压≥90mmHg），可伴有心、脑、肾等器官的功能或器质性损害的临床综合征。高血压是最常见的慢性病，也是心脑血管病最主要的危险因素。正常人的血压随内外环境变化在一定范围内波动。在整体

① 1mmHg≈133.32Pa

人群，血压水平随年龄逐渐升高，以收缩压更为明显，但 50 岁后舒张压呈现下降趋势，脉压也随之加大。近年来，人们对心血管病多重危险因素的作用及心、脑、肾靶器官保护的认识不断深入，高血压的诊断标准也在不断调整。目前认为同一血压水平的患者发生心血管病的危险不同，因此有了血压分层的概念，即发生心血管病危险度不同的患者，适宜血压水平应有不同。血压值和危险因素评估是诊断和制定高血压治疗方案的主要依据，不同患者高血压管理的目标不同，医生面对患者时在参考标准的基础上，根据其具体情况判断该患者最合适的血压范围，采用针对性的治疗措施。

临床上高血压可分为两类，一是原发性高血压，主要是有临床表现而病因尚未明确的独立疾病，占所有高血压患者的90%以上；二是继发性高血压，又称为症状性高血压，在这类疾病中病因明确，高血压仅是该种疾病的临床表现之一，血压可暂时性或持久性升高。继发性高血压的临床表现主要是有关原发病的症状和体征，高血压仅是其症状之一。继发性高血压患者的血压升高可具有其自身特点，如主动脉缩窄所致的高血压可仅限于上肢；嗜铬细胞瘤引起的血压增高呈阵发性。

高血压的症状因人而异。早期可能无症状或症状不明显，常见的是头晕、头痛、颈项板紧、疲劳、心悸等。仅仅会在劳累、精神紧张、情绪波动后发生血压升高，并在休息后恢复正常。随着病程延长，血压明显的持续升高，逐渐会出现各种症状。此时被称为缓进型高血压病。缓进型高血压病常见的临床症状有头痛、头晕、注意力不集中、记忆力减退、肢体麻木、夜尿增多、心悸、胸闷、乏力等。高血压的症状与血压水平有一定关联，多数症状在紧张或劳累后可加重，清晨活动后血压可迅速升高，出现清晨高血压，导致心脑血管事件多发生在清晨。

当血压突然升高到一定程度时甚至会出现剧烈头痛、呕吐、心悸、眩晕等症状，严重时会发生神志不清、抽搐，这就属于急进型高血压和高血压危重症，多会在短期内发生严重的心、脑、肾等器官的损害和病变，如中风、心梗、肾衰等。症状与血压升高的水平并无一致的关系。

导致高血压的病因主要有以下几点。

（1）遗传因素

大约 60%的高血压患者有家族史。目前认为是多基因遗传所致，30%～50%的高血压患者有遗传背景。

（2）精神和环境因素

长期的精神紧张、激动、焦虑，受噪声或不良视觉刺激等因素也会引起高血压。

（3）年龄因素

发病率有随着年龄增长而增高的趋势，40 岁以上者发病率高。

（4）生活习惯因素

膳食结构不合理，如过多的钠盐、低钾饮食、大量饮酒、摄入过多的饱和脂肪酸均可使血压升高。吸烟可加速动脉粥样硬化的过程，为高血压的危险因素。

（5）药物的影响

避孕药、激素、消炎止痛药等均可影响血压。

（6）其他疾病的影响

肥胖、糖尿病、睡眠呼吸暂停低通气综合征、甲状腺疾病、肾动脉狭窄、肾脏实质损害、肾上腺占位性病变、嗜铬细胞瘤、其他神经内分泌肿瘤等。

高血压属老年急发病，与饮食有关，有遗传因素。灵芝有较好的降压功效，其作用于机体交感神经而影响传出阻滞。另外，灵芝的活性成分对血管紧张素转化酶有很好的抑制作用，在此基础上会产生较强的控制血压效果。灵芝活性成分的此种作用与其有效成分进入机体后可调整血液流变性、降低血浆及全血黏稠度有直接关联。使用灵芝治疗高血压，患者大动脉血压及毛细血管血压都得到了控制，血液黏稠度、红细胞沉降率、红细胞积压均降低，高血压并发症发生率也明显降低，患者临床症状表现得到很大改善，病情很快趋于稳定。

2. 灵芝孢子粉与高血压

近年甄义等选用酒浸灵芝液用于临床治疗高血压患者 15 例，收到满意疗效。病例中，男性 10 例，女性 5 例，40～50 岁者 9 例，51～60 岁 6 例。药酒炮制方法采用灵芝原药 50%，黄酒或白酒 4000～5000mL，加热至 70～80℃，灵芝切碎一同装入瓷罐内，封口置于灶台等过火处。夏天可置于户外任阳光曝晒 10～15d 即可服用。每日饭前服 10～15mL，早晚各服 1 次。取得了较好的治疗效果。

典型病例：白×，女性，46 岁，偏瘦体形，有吸烟嗜好，患高血压 3 年余，服用降压类西药维持治疗。药量稍减血压即升，患者嗜睡，身疲乏力，胃纳不佳，难于操持家务，一派衰弱之状。一度血压升至 220mmHg/180mmHg。改服中药酒浸灵芝液治疗 3 个月后，血压下降至 150mmHg/110mmHg，首服半年后血压恢复至 130mmHg/80mmHg。不仅血压恢复正常，体质亦大有改变，精神饱满，面色红润，饮食增加，记忆力增强，周身无任何不适之感。

江西灵芝协作组曾用灵芝煎剂治疗三组高血压患者，共84例，结果显示灵芝孢子粉具有降压和改善症状作用，降压有效率可达 87%～98%。

张国平等用灵芝合并降压药治疗 40 例难治性高血压患者，观察用药后血压、血糖、NO、微循环及血液流变性的改变，通过显微电视电脑测量系统定量测定用药前后甲襞微循环的变化，并用常规方法对其血压、血黏度、血细胞比容、血沉、血糖、血脂、胆固醇、甘油三酯以及 NO 浓度（Griess 反应）等指标进行测定和分析。结果三个月后大、小动脉血压和毛细血管血压均明显下降，毛细血管密度增加，毛细血管襻口径扩大，血流加快，微循环改善。与此同时，血黏度、血糖明显降低，血浆 NO 含量明显增高，NO 浓度和毛细血管口径间呈明显正相关，与毛细血管血压间呈明显负相关（表 2-37）。

表 2-37　加用灵芝后血压的变化（kPa）

组别	灵芝组（*n*=27）		安慰剂组（*n*=13）	
	给药前	给药后	给药前	给药后
大动脉收缩压	20.70±2.33	18.83±2.04	21.49±2.78	21.08±1.91
大动脉舒张压	18.59±1.48	11.54±1.01	12.40±1.74	12.38±1.10
小动脉收缩压	17.61±2.33	16.12±1.69	18.69±2.01	18.47±2.03
小动脉舒张压	10.43±1.42	9.77±1.26	10.87±1.56	11.08±1.05
毛细血管血压	6.81±1.73	6.50±1.17	7.22±1.43	7.38±1.69

结果说明降压药加灵芝对难治性高血压患者的治疗有效，尤对合并高血糖和高黏血症者最适合，治疗后微循环的改善还有利于预防高血压并发症的发生。

第六节 灵芝孢子粉与哮喘

1. 哮喘相关知识

哮喘是中年人常见的一种疾病。哮喘又名支气管哮喘。支气管哮喘是由多种细胞及细胞组分参与的慢性气道炎症，此种炎症常伴随引起气道反应性增高，导致反复发作的喘息、气促、胸闷和/或咳嗽等症状，多在夜间和（或）凌晨发生，此类症状常伴有广泛而多变的气流阻塞，可以自行或通过治疗而逆转。

哮喘是一种具有复杂性状的，具多基因遗传倾向的疾病，除了遗传因素外，还有以下促发因素。

（1）大气污染

空气污染（SO_2、NO）可致支气管收缩、一过性气道反应性增高并能增强对变应原的反应。

（2）吸烟

香烟烟雾（包括被动吸烟）是户内促发因素的主要来源，是一种重要的哮喘促发因子，特别是对于那些父母抽烟的哮喘儿童，常因吸烟引起哮喘发作。

（3）呼吸道病毒感染

呼吸道病毒感染与哮喘发作有密切关系。婴儿支气管病毒感染作为哮喘发病的启动病因尤其受到关注。呼吸道感染常见病毒有呼吸道合胞病毒（RSV）、腺病毒、鼻病毒、流感病毒、副流感病毒、冠状病毒，以及某些肠道病毒。与成人哮喘有关的病毒以鼻病毒和流感病毒为主；呼吸道合胞病毒、副流感病毒、腺病毒和鼻病毒则与儿童哮喘发作关系密切。合胞病毒是出生后第一年的主要病原，在 2 岁以下的感染性哮喘中占 44%，在大儿童哮喘中也有 10%以上与其感染有关。有报道：RSV 感染后近 100%的哮喘或毛细支气管炎患者的上皮细胞有 IgE 附着。因急性 RSV 感染住院的儿童在 10 年后，有 42%发生哮喘。

（4）围生期胎儿的环境

妊娠 9 周的胎儿胸腺已可产生 T 淋巴细胞，第 19～20 周，在胎儿各器官中已产生 B 淋巴细胞，由于在整个妊娠期胎盘主要产生辅助性Ⅱ型 T 细胞（Th2）细胞因子，因而在肺的微环境中，Th2 的反应是占优势的，若母亲已有特异性体质，又在妊娠期接触大量的变应原（如牛奶中的乳球蛋白，鸡蛋中的卵蛋白或螨虫的 Der p1 等）或受到呼吸道病毒特别是合胞病毒的反复感染，即可能加重其 Th2 调控的变态反应，以至增加出生后变态反应和哮喘发病的可能性。

（5）其他

剧烈运动、气候转变及多种非特异性刺激，如吸入冷空气、蒸馏水雾滴等。此外，精神因素亦可诱发哮喘。

哮喘表现为发作性咳嗽、胸闷及呼吸困难。部分患者咳痰，多于发作趋于缓解时痰多，如无合并感染，常为白黏痰，质韧，有时呈米粒状或黏液柱状。发作时的严重程度和持续时间个体差异很大，轻者仅有胸部紧迫感，持续数分钟，重者极度呼吸困难，持续数周或更长时间。症状的特点是可逆性，即经治疗后可在较短时间内缓解，部分自然缓解，当然，少部分不缓解而呈持续状态。发作常有一定的诱发因素，不少患者发作有明显的生物规律，每天凌晨 2～6 时发作或加重，一般好发于春夏交接时或冬天，部分女性（约 20%）在月经前或期间哮喘发作或加重。要注意非典型哮喘患者。有的患者常以发作性咳嗽作为唯一的症状，临床上常易误诊为支气管炎；有的青少年患者则以运动时出现胸闷、气紧为唯一的临床表现。

对于哮喘的预防，应注意以下几点。

（1）过敏因素

有 30%～40%的支气管哮喘者可查出过敏原。尘螨、猫狗等动物的皮垢、霉菌、花粉、牛奶、禽蛋、蚕丝、羽毛、飞蛾、棉絮、真菌等都是重要的过敏原。

（2）非特异性理化因子

如吸入烟、尘和植物油、汽油或油漆等气味，以及冷空气，可刺激支气管黏膜下的感觉神经末梢，反射性地引起迷走神经兴奋和咳嗽，在气道高反应的基础上导致支气管平滑肌痉挛。

（3）微生物感染

感冒和上呼吸道感染是最常见的诱因，冬春季节或气候多变时更为明显。呼吸道感染，尤其病毒感染更易引致小儿哮喘发作。

（4）过度劳累

突击性强烈的或长时间的体力劳动，紧张的竞技性运动，均可诱发哮喘。

（5）精神因素

情绪波动可以成为诱因。诸如忧虑、悲伤、过度兴奋甚至大笑也会导致哮喘发作。

（6）职业性因素

这方面涉及面广，如制药工业、化工企业中工作的工人，对某些药物或原料过敏，医护人员对某些药物过敏等。

（7）气候因素

寒冷季节容易受凉而导致呼吸道感染，或天气突然变化或气压降低，都可激发支气管哮喘发作。支气管哮喘的预防重点在于缓解期的调摄养护。

综上所述，哮喘患者应做到：体育锻炼；呼吸调整；避免诱发因素；饮食调养；食药预防。

2. 灵芝孢子粉对哮喘的治疗作用

哮喘慢性持续期，多表现为肺、脾、肾正气亏虚，兼有寒象、热象、湿象之不同。该方所治，为肺气亏虚，内有蕴热证。中医认为："肺为气之主""肺主宣发肃降"。咳喘日久不愈，损耗肺气，肺气亏虚，气无所主，宣降失职，故见咳喘，气短声低，语言无力；"卫气通于肺"，肺气虚弱，宣发失常，卫外不固开合失司，故见自汗、怕风，常易感冒；卫外不固，外邪易袭，则咳喘每因气候变化而诱发；《灵枢·本神》云："肺气虚则鼻塞不利，少气"故发病前可见鼻塞流涕，喷嚏发作等症；咳痰色黄。舌苔黄为内有蕴热之证；舌质淡，脉虚弱亦是肺气亏虚之象。应以益气补肺，兼清蕴热为治。

灵芝对于哮喘之肺气亏虚，内有蕴热证的治疗效果良好、安全性高，是哮喘慢性持续期良好的补充和辅助治疗。研究均证实灵芝能抑制 Th2 细胞的增殖，将 Th2 细胞转换为 Th0 细胞从而重新建立 Th1/Th2 平衡，且灵芝还能提高 IFN-7 的分泌。抑制气道的高反应性，减轻气道炎症，下调 Th2 的应答。明显的提高如 FEV 1%和 PEF 等肺功能指标、降低症状评分、减少β受体激动剂的用量，并减少 IgE 的产生，对 Th1 和 Th2 的平衡具有有益的免疫调节作用。

3. 灵芝孢子粉在治疗支气管哮喘的临床应用

温明春等在评价中药灵芝补肺汤治疗支气管哮喘的疗效研究中，选择符合标准的哮喘患者 552 例，随机分为观察组 277 例和对照组 275 例，均符合哮喘的西医诊断标准和中医证型标准。其中男 286 例，女 266 例，年龄 18～65 岁。两组患者基础状况无差异。观察组采用常规治疗+灵芝补肺汤，每日 1 剂，对照组采用常规治疗+安慰剂，疗程 12 周，按中药新药研究指导原则于治疗前后进行临床症状、体征、各种理化检查，从而进行安全性检测以及疗效评估。结果如表 2-38 所示。

表 2-38　两组综合疗效的比较

组别	临床控制	显效	有效	无效	总有效率
观察组	72（26.0%）	143（51.6%）	50（18.1%）	12（4.3%）	265（95.7%）
对照组	52（18.9%）	149（54.2%）	55（20.0%）	19（6.9%）	256（93.1%）

观察组有 12 例、对照组有 3 例患者出现轻度腹胀、胃部不适，经过对症治疗未影响观察，所有患者未发现其他与该中药治疗相关的不良反应，患者血常规、尿常规及肝功能、肾功能、心电图均无异常；治疗后患者症状、体征评分、肺功能，

以及各种理化指标均有明显改善。治疗前后比较差异有统计学意义，观察组明显优于对照组，两组比较在多项指标上的差异有统计学意义。两组的临床控制及无效例数比较，观察组明显优于对照组。

孔玥在研究分析中药灵芝补肺汤治疗支气管哮喘的临床效果中，以支气管哮喘患者 178 例作为研究对象，将患者分为观察组和对照组，均为 89 例，在观察组中，男性 47 例，女性 42 例，年龄 17～67 岁，平均年龄（47.58±12.31）岁，在对照组中，男性 50 例，女性 39 例，年龄 18～66 岁，平均年龄（47.81±12.43）岁。两组患者均进行常规治疗，根据患者病情的发展程度进行吸入激素治疗，患者的病情较轻时，每天使用 2 次布地奈德干粉剂 200μg，患者病情处于中等程度时，每天使用 1 次沙美特罗替卡松粉吸剂 50/250μg，并进行吸痰、吸氧、抗感染等治疗。在此基础上，对照组患者应用安慰剂进行治疗，观察组患者应用中药灵芝补肺汤进行治疗，结果如表 2-39 所示。

表 2-39　两组综合疗效的比较

组别	例数	显效	有效	无效	总有效率
观察组	89	55	30	4	85（95.51%）
对照组	89	37	39	13	76（83.39%）

观察组出现 2 例胃部不适、2 例腹胀，不良反应发生率为 4.49%，对照组出现 3 例胃部不适、2 例腹胀，不良反应发生率为 5.62%，观察组患者不良反应发生率与对照组差异不大，无统计学意义。观察组患者治疗后症状评分、肺功能、总 IgE 和

EC%均优于治疗前，观察组治疗有效率比对照组高，$P<0.05$，差异有统计学意义。

灵芝对慢性支气管炎的咳、痰、喘三种症状均有一定疗效，但对喘的疗效更显著，特别是对哮喘有较好的疗效。有报道指出，用灵芝酊剂和煎剂治疗 64 例哮喘患者，总有效率达86.7%。

支气管哮喘是临床上常见的呼吸系统疾病，感染、气候变化等均是诱发该病症的重要影响因素。患者患支气管哮喘后，通常会出现胸闷、喘憋、咳嗽等临床症状，严重影响患者的正常学习、工作，降低患者的生活质量。支气管哮喘容易反复发作，但是患者对相关治疗的操作和药物应用的掌握水平不高，使得治疗依从性低，导致该疾病的控制情况并不理想。在中医理论中，肺部位气之主，肺主宣发肃降，久咳不愈，肺气亏损，宣降失职，当采用补肺益气、清蕴热的方法进行治疗。灵芝具有止咳平喘、安神补气的功效，有益于支气管哮喘的调理。

吴国勇在侗药灵芝松塔棉根汤治疗慢性支气管炎临床疗效观察中，将160例患者随机分为两组：治疗组80例，其中男46例，女34例，年龄35～76岁，平均（51.573±13.181）岁；对照组80例，其中男47例，女33例，年龄32～71岁，平均（50.975±12.493）岁。病程：治疗组2～38年，平均（9.54±7.82）年，对照组2～43年，平均（9.70±8.09）年。治疗组停用其他止咳平喘药物，给予口服侗药灵芝松塔棉根汤，每日 3次。对照组停用其他止咳平喘药，口服消咳喘胶囊，每次 2

粒，每天3次。每组均治疗2周为1个疗程，疗程结束后统计疗效。结果见表2-40。

表2-40 两组综合疗效的比较

组别	例数	临床控制	显效	有效	无效	总有效率
治疗组	80	43	28	6	3	96.25%
对照组	80	30	18	13	19	76.25%

慢性支气管炎侗医称谓“代喉老”、“吼嗦”、“吼喘”、“吼欧”等，侗医认为，该病是毒雷（毒气）伤血、伤气所致，气血不顺则咳喘、气急，毒雷袭肺，内郁化火，炼痰灼肺，咳嗽痰多，心烦胸闷，久咳不愈，耗气伤血，正气亏虚，咳嗽气短，上气不接下气。治疗以搜风退火止咳，补血顺气平喘，补体排气为原则。灵芝能搜风退火止咳，补血顺气、平喘化痰。

第七节 灵芝孢子粉的保肝解毒作用

1. 肝及肝损伤相关知识

1.1 肝的作用

肝是人体内最大的消化腺，也是最重要的代谢和解毒器官。生命代谢过程中所产生的许多废物、外来毒物、毒素与药物的分解代谢产物均在肝脏完成，还在维护机体正常中具备其他作用。肝功能正常是健康的重要标志。肝位于上腹部，横膈之下。肝脏是人体内最大的腺体，有很多重要的功能。其主要生理功能是“和”。肝与胆本身直接相连，又互为表里。肝的经脉循行于胁肋、小腹和外生殖器等部位，故这些部位的病症多从肝论治。

肝主疏泄，泛指肝气具有疏通、条达、升发、畅泄等综合生理功能。古人以木气的冲和条达之象来类比肝的疏泄功能，故在五行中将其归属于木，故《素问·灵兰秘典论》说：“肝者，将军之官，谋虑出焉”，郭学本运用易学及道教的有关知识论述了“肝者，将军之官，谋虑出焉”只是形象地解释了肝的外形和功能，可译为肝是内存胆气的筋膜，纵横交错布满全身的网由筋膜结缀。《素问·六节脏象论》说：“肝者，罢极之本，魂之居也”。肝主疏泄的功能主要表现在调节精神情志，促进消化吸收，以及维持气血、津液的运行三方面。

（1）调节精神情志。中医认为，人的精神活动除由心所主外，还与肝的疏泄功能有关。肝的这一功能正常，人体就能较好地协调自身的精神、情志活动，表现为精神愉快、心情舒畅、理智灵敏；疏泄不及，则表现为精神抑郁、多愁善虑、沉闷欲哭、嗳气太息、胸胁胀闷等；疏泄太过，则表现为兴奋状态，如烦躁易怒、头晕胀痛、失眠多梦等。

（2）促进消化吸收。肝的疏泄功能有助于脾胃的升降和胆汁的分泌，以保持正常的消化、吸收功能。如肝失疏泄，可影响脾胃的升降和胆汁的排泄，从而出现消化功能异常的症状，如食欲缺乏、消化不良、嗳气泛酸，或腹胀、腹泻等，中医称为“肝胃不和”或“肝脾不调”。

（3）维持气血、津液的运行。肝的疏泄功能直接影响着气机的调畅。如肝失疏泄，气机阻滞，可出现胸胁、乳房或小腹胀痛。气是血液运行的动力，气行则血行，气滞则血瘀。若肝失疏泄，气滞血瘀，则可见胸胁刺痛，甚至症积、肿块，女子还可出现经行不畅、痛经和经闭等。

肝的疏泄功能还有疏利三焦、通调水道的作用。故肝失疏泄，有时还可出现腹水、水肿等。肝有贮藏血液和调节血量的功能。当人体在休息或情绪稳定时，机体的需血量减少，大量血液贮藏于肝；当劳动或情绪激动时，机体的需血量增加，肝就排出其所储藏的血液，以供应机体活动的需要。如肝藏血的功能异常，则会引起血虚或出血的病变。若肝血不足，不能濡养于目，则两目干涩昏花，或为夜盲；若失于对筋脉的濡养，则筋脉拘急，肢体麻木，屈伸不利等。

肝开窍于目，目的视觉功能主要依赖肝之阴血的濡养；肝的经脉又上连目系。因此，肝的功能正常与否常常在目上反映出来。例如：肝血不足可出现视物模糊、夜盲；肝阴亏损，则两目干涩、视力减退；肝火上炎，则目赤肿痛。

肝主筋，筋的活动有赖于肝血的滋养。肝血不足，筋失濡养可导致一系列症状，如前所述。若热邪炽盛，灼伤肝的阴血，可出现四肢抽搐、牙关紧闭、角弓反张等，中医称之为“肝风内动”。肝血充足，则指甲红润、坚韧；肝血不足，则爪甲枯槁、软薄，或凹陷变形。

1.2 肝检测指标

检查肝脏的主要指标及其正常数值如下。

（1）血清胆红素定量：总胆红素正常值＜17.1μmol/L，直接胆红素＜5.0μmol/L。

（2）血清丙氨酸氨基转移酶（ALT.GPT）活力测定：肝脏中此酶比血中浓度高 1 万倍。血清中正常值 5～40U。

（3）血清蛋白质总量、白蛋白、球蛋白及白球比值测定：正常值总蛋白60～80g/L，白蛋白35～55g/L，球蛋白20～30g/L，白球比值为（1.5～2.5）：1。

（4）各型肝炎病毒复制指标血清学检测均为阴性。

（5）B型超声波检查：①肝大小，肝右叶斜径＜130mm；②形态包膜光整、无特殊形变；③实质光点细小晴淡，分布均匀；④管道门静脉、肝动脉、胆管等走向正常，血管清晰；⑤门静脉内径＜12～13mm（＞15mm有临床意义）。

（6）其他尚可作断层造影（CT）、磁共振扫描（MRI）检查，肝穿组织学检查等。肝在人体生理活动中有重要作用，并且维护人体健康。

1.3 肝损伤

肝损伤大致可分为四大类，分别为病理性肝损伤、化学性肝损伤、闭合性肝损伤和开放式肝损伤。肝损伤多表现为快速、严重，其中病理学肝损伤和化学性肝损伤最为常见。

（1）病理性肝损伤

主要包括甲、乙、丙、丁、戊五种病毒性肝炎引起的肝损伤和肝癌等引起的肝损伤，比如肝纤维化、肝硬化、肝细胞坏死等都会造成肝功能异常。其中以重型肝炎引起的肝损伤最为典型，常出现大块或亚大块肝组织坏死，出血、肝肾综合征是主要死亡原因。

（2）化学性肝损伤

主要由于化学药物中毒、过敏等引起，比如药物性肝炎、酒精肝、有机农药中毒等都会引起肝损伤肝功能异常。但以药物性和酒精性肝损害最多见，且呈不断上升趋势。据了解，目前有近千种西药会造成肝损伤。

（3）闭合性肝损伤

多由撞击引起。当肝实质出血，肝包膜未破时，出血量少可自行吸收，出血量大时可以起出血性休克，或撑破肝包膜转为真性肝裂伤。肝包膜破裂时，血液流入腹腔，可引起腹膜炎、腹痛、出血性休克。合并胃肠道破裂时可引起呕血。

（4）开放性肝损伤

多由尖锐器物刺伤或穿透伤。此类肝损伤根据伤口大小和肝损伤位置不同严重程度也不同，但均可引起出血。伤口小时出血量相对也小，一般都能自行止血。伤口大时或刺破动脉时可引起大出血，病情凶险。伤者往往由于出血过多或肝功能衰竭、多器官衰竭而死。

2. 灵芝孢子粉的保肝解毒作用

灵芝孢子粉对多种理化及生物因素引起的肝损伤有独特的保护作用。无论在肝脏损害发生前还是发生后，服用灵芝孢子粉都可以有效保护肝脏，减轻肝损伤。灵芝孢子粉能促进肝脏对药物、有毒物质的代谢，可明显消除因肝损伤引起的头晕、乏力、恶心、肝区不适等症状。

刘昕等、张庆萍等研究表明灵芝孢子粉以对 D-氨基半乳糖所致肝损伤都具有明显的保护作用。而灵芝孢子油对四氯化碳（CCl_4）所致的肝细胞损伤也显示出明显的保护作用。从灵芝孢子粉分离得到的赤灵芝孢子酸 A 可降低 CCl_4 和 D-氨基半乳糖引起的小鼠转氨酶升高，对丙酸杆菌引起的小鼠免疫性肝损伤也有保护作用；灵芝孢子粉溶于醚的部分对部分肝切除的小鼠具有一定的促进肝细胞再生的作用。灵芝孢子的保肝作用与其化学成分中含有三萜有关。

3. 灵芝孢子粉保肝解毒的临床应用

灵芝是名贵中药，具有益肾保肝扶正固本等功效，目前对灵芝的研究，尤其对灵芝孢子粉药用价值的研究较多。慢性乙型肝炎是由乙型肝炎病毒（HBV）引起肝慢性炎症、肝纤维化甚至肝癌的一种慢性疾病，呈渐进性发展。我国是乙型肝炎高流行地区，随着乙肝疫苗的普遍接种，人群乙型肝炎病毒表面抗原携带率已下降为 7.18%，目前慢性乙型肝炎患者估计约 2000 万，仍严重危害人们健康。

灵芝孢子粉对清除病毒的细胞有激活效应，对自身免疫具有抑制效应的双重免疫调节剂。一方面具有免疫增强和免疫恢复作用，另一方面又具有抗变态反应的作用。可双向调节机体的免疫状态，并能促进肝脏核酸、蛋白质的合成和增加肝细胞色素 P450 的含量；可明显改善肝功能，促进 HBsAg、HBeAg 及 HBV-DNA 转阴；同时能促进睡眠发生率，从而促进睡眠的加深，改善乙肝患者的睡眠质量，有利于肝功能恢复。

王添章等应用纯灵芝孢子粉胶囊对 30 例乙肝病毒感染者进行治疗。60 例患者为中国人民解放军第 23 医院门诊及住院患者，经血清病原学检侧，全部病例均为 HBsAg、HBeAg 及 HBV 阳性的患者，诊断符合“病毒性肝炎防治方案” 的诊断标准。随机分为两组，治疗组 30 例，其中男性 16 例，女性 14 例，年龄 17～71 岁，其中慢性 HBV 携带者 16 例，慢性乙型肝炎 14 例，平均病程 6.7 年；对照组 30 例，其中男性 12 例，女性 18 例，年龄 16～64 岁，其中慢性 HBV 携带者 14 例，慢性乙型肝炎 16 例，平均病程 5.4 年。

治疗组采用纯灵芝孢子粉胶囊，每日 7 次，连服 7 个月。对照组采用一般保肝治疗，肝泰乐（葡醛内酯）0.2g，肌苷 0.2g，益肝冲剂 1 包，每日 3 次，连服 3 个月。结果：治疗 3 个月后，治疗组 30 例和对照组 30 例，谷丙转氨酶（ALT）全部正常。无发热、无皮疹、食欲正常、睡眠佳，无不良反应。

李玉龙等在用灵芝联合阿德福韦酯治疗慢性乙型肝炎的临床研究中，对攀枝花市第四人民医院乙肝患者 120 例（诊断均符合《慢性乙型肝炎防治指南》诊断标准）随机分为两组，治疗组 60 例，其中男性 37 例，女性 23 例，年龄 19～63 岁，平均年龄 36 岁，对照组 60 例，其中男性 39 例，女性 21 例，年龄 20～61 岁，平均年龄 34 岁，两组一般资料比较差异无统计学意义。

对照组患者给予常规护肝、对症和支持治疗；治疗组在对照组基础上采用阿德福韦酯胶囊 10mg/粒，1 粒/d，疗程 48 周；灵芝胶囊 0.27/粒，3 粒/次，3 次/天，疗程 48 周，结果：HBeAg 阴转率达 37.5%，HBV-DNA 阴转率达 76.6%。血清中肝纤维化指标明显下降，胆囊壁增厚恢复明显，主要症状和体征均得到明显改善，治疗组治疗前乏力 40 例，好转 38 例（95%）；腹胀 31 例，好转 30 例（96.77%）；肝大 15 例，好转 11 例（73.33%）。对照组治疗前乏力 39 例，好转 36 例（92.31%）；腹胀 27 例，好转 25 例（92.59%）；肝大 17 例，好转 11 例（64.70%）。

黎卫昌在复方灵芝方治疗慢性病毒性肝炎 60 例研究中，将 60 例慢性病毒性肝炎患者随机分为两组：治疗组 30 例中，男20例，女10例；年龄22～58岁；病程6个月～2年。对照组30例中，男17例，女13例；年龄20～50岁；病程6个月～2年。两组患者在年龄、性别、病程、病情等方面差异无显著性，具有可比性。对照组采用基础保肝（甘利欣、门冬氨酸钾镁、肝泰乐等）及对症治疗。治疗组采用复方灵芝方中药。两组在观察治疗期间，每15天复查1次肝功能。15天为1个疗程，一般用1～2个疗程来判定疗效。结果如表2-41、表2-42所示。

（1）两组治疗前后，TBIL（总胆红素）及ALT（谷丙转氨酶）变化、疗效比较如表2-41所示。

表2-41 两组治疗前后，TBIL及ALT变化、疗效比较

组别	时间	TBIL（μmol/L）	ALT（U/L）
治疗组	治疗前	50±20	300±50
	治疗后	25±5	90±60
对照组	治疗前	52±18	300±60
	治疗后	30±5	130±60

（2）两组综合疗效的比较如表2-42所示。

表2-42 两组综合疗效的比较

组别	显效	有效	无效	总有效率
治疗组	17	12	1	96.6%
对照组	10	13	7	76.6%

慢性肝炎以正气虚为主，病位主要在肝、脾、胃、肾。而正气虚在慢性肝炎中表现亦不一样，或为肝脾不和，或为肝气犯胃，或为气虚血瘀，或为肝肾阴虚证。复方灵芝方具有

疏肝、健脾、和胃、活血、补肾功效。大量临床资料表明，灵芝的主要成分灵芝多糖能双向调节人体生理平衡，纠正内分泌失调，增强机体免疫功能；灵芝能减轻病毒性肝炎和中毒性肝炎的损害，提高肝解毒功能，有退黄、降低 ALT 和使肿大的肝脾缩小功能，灵芝还能促进蛋白质合成，调节细胞代谢及升高白细胞。

杭州胡庆余堂中医馆医案记载：章×，男 45 岁，患者有乙肝病史 10 年，10 年来，肝功能一直在正常范围内，2007 年 6 月开始一直感厌食，肝区疼痛不适，于县人民医院 B 超检查：肝区回声光点增粗，分布欠均匀，血管纹理清晰，右肝叶内见 1.2cm×1.0cm 偏强回声结，边界清，内回声均匀，超声提示为慢性肝病。经进一步诊断，为：肝硬化，右肝偏高回声结节，乙肝三项均为阳性，采用护肝降酶治疗，久治未愈，经人介绍来诊。给予破壁孢子粉 4g 冲服，外加其他中药，经治一月，患者面色红润，胃口大开，于 2007 年 8 月 12 日复查，谷丙转氨酶 35U/L、谷草转氨酶 30U/L，肝功能完全正常。

俞××，男 44 岁。患者于 1992 年单位体检时发现乙肝大三阳，肝功能正常，自觉无不适应感，未引起注意。2002 年 2 月突觉脘腹部胀痛，小便量少，当地医院检查显示：肝硬化并腹水中度，肝功能 ALT、AST（谷草转氨酶）升高，白蛋白球蛋白比值约 0.67，遂住院，予西医保肝、利尿对症支持治疗 1 个月，腹水消退出院。于 2004 年 10 月饮酒后症状复发。再次住院治疗，但疗效不佳，腹水一直少量存在，肝功能 ALT、AST 均高于正常水平，白蛋白球蛋白比值持续下降，病情日益严重，于 2007 年 10 月 28 日来诊。给予破壁孢子粉 4g 冲服，外加其他中药，经 7 剂后，患者自觉一切正常，行 B 超检查示：腹水消退，肝功能恢复正常，白蛋白球蛋白比值上升至1.2，病情稳定。

破壁灵芝孢子粉具有退黄疸、降低转氨酶、改善白蛋白和球蛋白比值等疗效，据杭州胡庆余堂、方回春堂等名中医馆统计：破壁灵芝孢子粉治疗急性乙肝218例，疗程均为30天，治愈 197 例，有效率达 90%。

第三章 朱丹溪理论及其现代应用

朱丹溪名震亨，字彦修，因世居丹溪，故人称朱丹溪，或尊称为丹溪翁，被誉为一代医宗。生于公元 1281 年，卒于公元 1358 年，元代金华（今浙江省义乌市）人，金元四大医学家之一，倡导“阳常有余，阴常不足”学说，善用滋阴降火的方药，为“滋阴派”的创始人。

朱丹溪认为“阳有余阴不足”是指人体在正常情况下，即存在有阳亢、阴亏的病理趋势，此理论提出的目的，旨在教人时刻注意保护阴精，使“阴平阳秘”才能保护身体健康，颐养天年。丹溪的养生理论即是其“阳有余阴不足”在养生方面的具体运用。

丹溪养生注意滋阴降火、扶正祛邪、健脾益胃、排毒、节欲等。此外，丹溪养生还特别提到养心。中医认为“心主神明”，“心主神明”学说是中医基础理论的重要论点，也是中医心理学的主要理论基础，是中医解释复杂心理现象及治疗心理疾病的主要依据。

蛹虫草，滋阴润肺、养精髓；灵芝孢子粉，补气安神、止咳平喘；天麻，息风止痉、平抑肝阳、祛风通络；酸枣仁，补肝、宁心、敛汗、生津。四味中药配伍在一起具有滋阴、养心、祛风、安神等功效，符合丹溪的滋阴、养心、扶正、祛邪、解毒等理论，是丹溪养生理论的传承及发展。

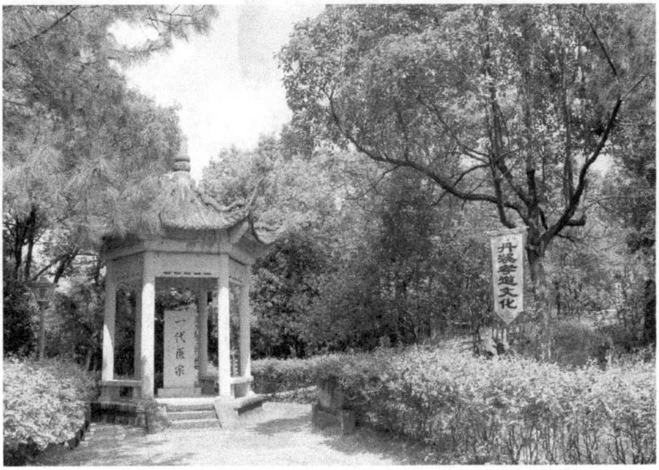

第一节　朱丹溪的养生理论

1. 朱丹溪生平

朱丹溪自幼好学，曾日记千言。三十岁母亲脾疼，于是自学《素问》治好了母亲的疾病，四十岁科举不中继而奋发学医，并深入研究《素问》、《难经》等古典医籍。学了五年，便能临证，为了进一步提高医术，他外出浙江，走吴中、抵南徐、达建业，以访求名师，为了拜罗知悌为师，在老师家门口苦等三个月，终得老师所学。罗知悌是当时名医，世称太无先生，其学得刘完素之再传，旁通张从正、李杲二家学说。丹溪尽得其学，并有机会吸收三家学说之长，融会自己的心得，提出独到的学术见解，自成一派。朱丹溪非常重视养阴，并创立了“滋阴派”学说。

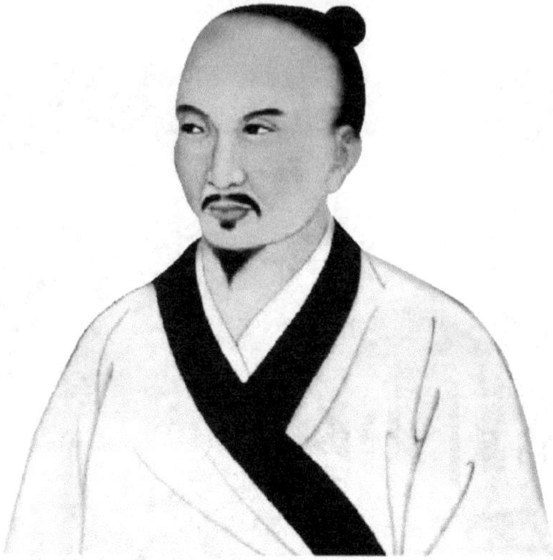

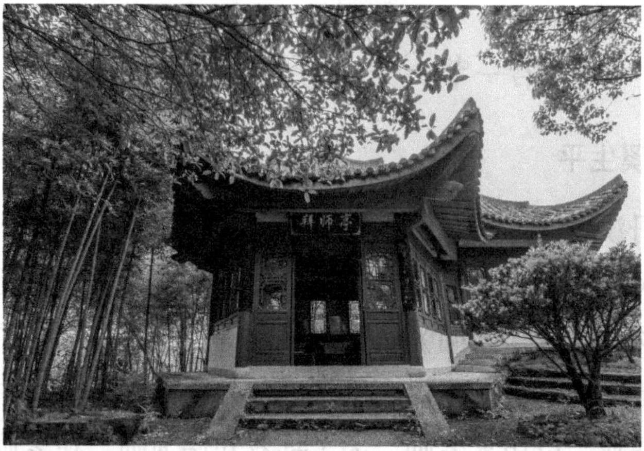

2. 丹溪学说的内容

2.1　阳有余阴不足论

阳有余阴不足论是丹溪对阴阳理论的基本观点，他的养生及治疗方法都是基于此观点的具体运用，丹溪此论是从以下几方面论述的。

以人体跟天象进行对比，认为天大为阳，而运于地之外，地居天之中为阴。日实也，亦属阳，而运于月之外，月缺也，属阴，禀日之光以为明者也。天地之间，天为阳，地为阴，天大地小；日为阳，月为阴，日常圆而月常缺。人与自然是统一的，故人亦阳有余而阴不足。

从人体生长、发育、衰老的过程中进行阐述。认为："人之生也，男子十六岁而精通，女子十四岁而经行，是有形之后，犹有待于哺乳水谷以养，阴气始成而可与阳气为配。又曰：男子六十四岁而精绝，女子四十九岁而经断"。因此，阳有余而阴不足。

从哲学的动静关系进行论述，丹溪认为："天主生物故恒于动，人有此生亦恒于动"，"动易而静难"，认为宇宙间一切事物都处于无休止的运动之中，动是绝对的，主要的；静是相对的，次要的。按阴阳归类，动属阳，静属阴，故谓阳有余而阴不足。

又因为人身之相火易动，相火妄动则阴精随之而泄，致使阳有余而阴不足。由此可以看出，丹溪之为阳有余，主要是指人身之相火易于妄动，并不是指人身真阳有余；其所谓阴不足，也不是指人体真阴不足，而是指阴精难以生成而且容易亏损。

丹溪在医疗实践中，主张滋阴降火，而以降火为主，其意即阴虚为火旺所致，泻火即是救阴。临床上常见由于工作劳累或情欲不节，引动邪火耗精伤阴而致的阴虚阳旺之症。而另一方面，丹溪临证并不排除真阳不足与元气亏损，温阳补气之剂，也为其临证所常用。

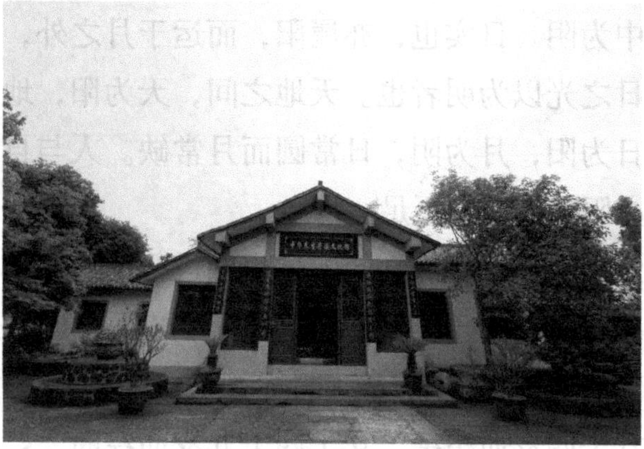

2.2　相火论

丹溪之相火论，是受宋代周敦颐太极图说的启发，结合内经少火、壮火之理论，吸取李东垣的阴火说。从而进一步从人体内部探讨刘完素火热论机理，创造性地发展了祖国传统医学的火热证治理论。主要包括以下几个方面。

（1）相火的名称和部分

朱丹溪指出："火内阴而外阳，主乎动者也。以名而言，形气相生，配于五行，故谓之君。以位而言，生于虚无，守为禀命，因其动而可见，故谓之相"。他首先指出，火的特征是内阴外阳，意即火是物质的燃烧，在内燃烧的物质属阴而在外发挥作用的火属阳，以此形象地比喻供给身体热能的营养物质和热能的关系。其中，"君火以明，相火以位"的提法，始见于《素问·天元纪大论》，对此，孙一奎在《医旨绪余》中解释说："夫君火以明者，盖以君虽属火，然至尊无为，惟正火之名，故曰君火以明；相火以位者，盖相宣行火令，而守位禀命，故曰相火以位，犹之宰相奉行君令，为职位所宜然也"。由此可以知道，"相火"是相对"君火"而言的，由于其听命于心，守位禀命，而其动又可见于外，故名之曰“相火”。

关于相火之位，丹溪认为，相火寄于肝肾二部。肝肾之阴悉具相火。同时，相火与胆、膀胱、心包络及三焦有密切关系。因为“胆者，肝之腑；膀胱者，肾之腑；心包络者，肾之配；三焦以焦言，而下焦司肝肾之分，皆阴而下者也”。

（2）相火之动于常

丹溪曰：“火内阴而外阳，主乎动者也，故凡动皆属火”。相火生于虚无，有名无形，但人体之生命活动离不开相火。“天主生物故恒于动；人有此生亦恒于动，其所以恒于动，皆相火之为也。”意思是人的生命源于相火之动，相火是人身之动气，造化之枢机，生命之源泉，“天非此火不能生物，人非此火不能有生。”这是因为相火能温百骸、养脏腑、充九窍，所以亦称之为元阳、真阳、真火。但丹溪认为，相火之动于常是有条件的，必须本于五脏之火皆动而中节的前提下，这就要求人们能够遵道主静的思想养生，即“人心听命乎道心”。

（3）相火之动于妄

相火之动应该有度，相火妄动则“变化莫测，无时不有，煎熬真阴，阴虚则病，阴绝则死”。因此，妄动之相火最易伤耗人体阴津，而致阴虚之各种病症。丹溪认为妄动之相火是元气之贼。“相火为元气之贼”之说，出于李东桓《内外伤辨惑论·饮食劳倦论》，朱丹溪又进而加以阐述。朱氏的“人非此火不能有生”与“相火为元气之贼”的观点，曾引起后世张景岳等人的反对，实际上，丹溪言人非此火不能有生，乃言相火之常；相火为元气之贼，则言其变。丹溪所言之相火之变，亦即后世张景岳所言之“邪火”，只是张氏的命名，使人更易于认识此火的性质，而其实质是相同的。

丹溪还认为，相火之运动是受心火支配的，相火妄动与否，与心火有直接的关系，若心火安宁，则相火“动皆中节”，发挥它的正常机能，若五性感物，则心火易动，心动则相火亦动。因此，必须以周敦颐的“中正仁义而主静”和朱熹的“使道心常为一个身之主”来节制，保持静心寡欲，防止相火因情欲煽动而妄动，这是丹溪吸收了宋元理学观点而得出的认识，可见其受理学影响之痕迹。

（4）相火妄动之治疗

朱丹溪对于相火妄动病证，治疗主要采用滋阴降火法，因阴虚可导致火旺，火旺则使阴液更伤。所以，丹溪治疗相火妄动，滋阴必兼泻火，若阴精亏虚，相火偏亢者，丹溪治以大补阴丸，用知柏泻相火，地黄、龟板、猪脊髓滋阴精，俾使其阴得养，相火自泄。若阴血亏虚，相火偏亢者，丹溪治以四物汤，佐加降火药知柏之类。丹溪还提出一种治法，即以附子末口津调涂涌泉穴，以达引妄动之相火归于下之效。丹溪的这些治法，虽不甚完善，但在相火证治上独辟蹊径，对后世有相当的影响。

丹溪之相火论，虽短短千字，但有理有据，深入浅出，言简意赅，颇有创建，其与“阳有余阴不足论”相辅相成，共同构成了丹溪学说的核心。

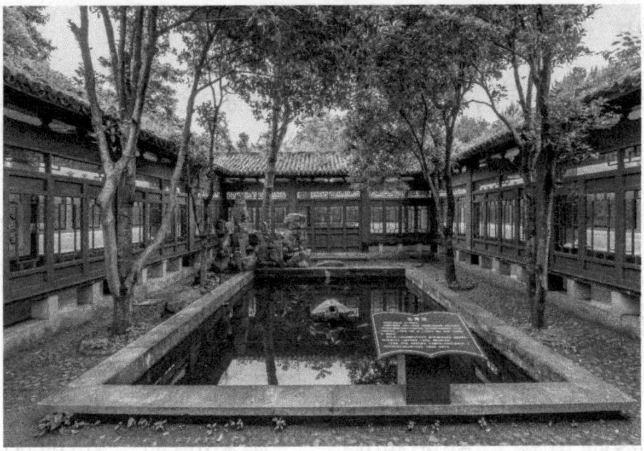

2.3　阴升阳降说

阴阳的升降有阳升阴降的一面，历代医家多以阳升阴降立说，李东桓曾论阳升阴降，而特重阳气的升发。朱丹溪接受了李氏之观点，在论治阳气不升时，也主张用阳升益气。然而，朱氏又以“阴阳比和”为出发点，阐明了阴升阳降的问题，因为要达到“阴阳比和”，则必须以阴升阳降为基本条件，这对东桓学说，无疑是一个重要的补充。他从三个方面论述了阴升阳降的观点。

（1）以气血言，丹溪指出，气为阳宜降，血为阴宜升，一升一降，无有偏胜，是谓平人。这种“气宜降血宜升”理论，与先前医家所述，颇有不同。

（2）以水火言，丹溪在《格致余论·房中补益论》中指出：“心为火居上，肾为水居下。水能升而火能降，一升一降，无有穷已，故生意存焉”。意即水火升降是维系生命活动的重要保证。这与其“相火论”是一脉相承的，若此居于上之心火妄动而不降，则引动肝肾之相火，破坏了水火之正常升降，便产生“相火妄动”之危害。

（3）以脏腑言，丹溪在《格致余论·鼓胀论》中指出：“心肺，阳也，居上；肝肾，阴也，居下；脾居中，亦阴也，属土……脾具坤静之德，而有乾健之运。”故能使心肺之阳降，肾肝之阴升，全赖脾之运转功能正常，这是丹溪对阴阳升降学说的独到见解。

因此，丹溪在治疗疾病时，极重脾土之阴而助其转输，对于阴虚阳盛则重视“补阴抑阳”，滋补阴血，抑泄阳气而达阴升阳降、阴阳比和。

阴升阳降的观点，不仅与“相火论”、“阳有余阴不足论”密切相关，而且也是后人认识人体生理、病理及疾病诊断、治疗的重要依据，亦是丹溪学术思想的重要组成部分。

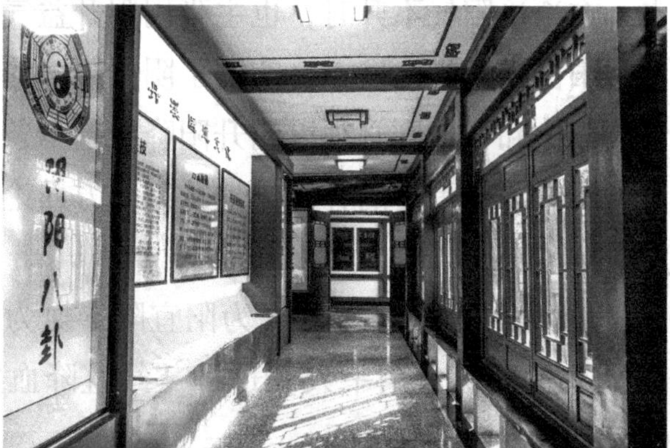

3. 丹溪养生理论

前面提到，丹溪之“阳有余阴不足”是指人体在正常情况下，即存在有阳亢、阴亏的病理趋势，此论提出的目的，旨在教人刻刻注意保护阴精，使“阴平阳秘”才能保护身体健康，颐养天年。丹溪的养生理论即是其“阳有余阴不足”在养生方面的具体运用。

丹溪对于幼儿、壮年及老年人都提出了相应的养生理论。

3.1　成年之前的养生方法

在《慈幼论》中，丹溪亦有论述：“小儿十六岁以前，禀纯阳气，为热多也”。热盛则阴亏，因而，小儿“惟阴常不足”，基于以上认识，丹溪提出了如下的小儿养护方法。

首先，在衣着方面，认为：“童子不衣裘帛，前哲格言……裳，下体之服；帛，温软甚于布也”。因为“下体属阴，得寒凉则阴易长，得温暖之服，恐妨阴也”。

其言小儿饮食宜忌时还指出：“若稠粘干硬，酸咸甜辣，一切鱼肉、木果、湿面、烧炙煨炒，但是发热难化之物，皆宜禁绝”。因为发热难化之物进入人体，必致伤阴，故当忌之，而生栗味咸，干柿性凉，故可为养阴之助。

丹溪还认为，母亲在怀孕期和哺乳期的身体状况，对小儿的影响亦不可忽视，因为“饮食下咽，乳汁便通，情欲动中，乳脉便应，病气到乳，汁必凝滞，儿得此乳，疾病立至，不吐则泻，不疮则热，或为口糜，或为惊搐，或为夜啼，或为腹痛”。

而怀孕期间，“儿之在胎，与母同体，得热则俱热，得寒则俱寒，病则俱病，安则俱安”。因此，要保证小儿的身体健康，“母之饮食起居，尤当慎密”。

小儿下身衣服不可穿着过多，母亲注意自己的饮食，这是丹溪养生论成年前养生的基本观点。

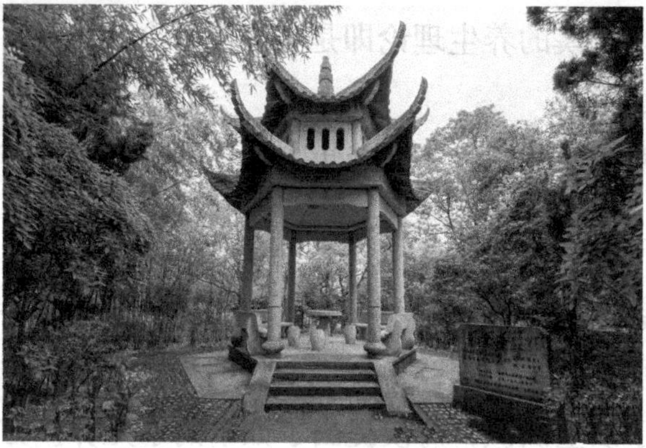

3.2　青壮年时的养生方法

许多人认为壮年不需要养生，然而，丹溪不这样认为。壮年时期，正值血气方刚，精力充沛，也是最容易受到物欲干扰的时候。丹溪认为："心君火也，为物所感则易动，心动则相火亦动，动则精自走，相火翕然而起，虽不交会，亦暗流疏泄矣"。既然人之阴气难成于前而易亏于后，再加上人之情欲无涯，此难成易亏之阴气就更不能满足人体活动之需要。因此，丹溪主张静心节欲，使心主不为物欲所迁、情欲所动，即"不见所欲，使心不乱"。不使"温柔之盛于体，声音之盛于耳。颜色之盛于目，馨香之盛于鼻"，这是控制火动伤阴的重要环节。"君火不妄动，相火惟有禀命守位而已，焉有燔灼之虐焰，飞走之狂势"？

另外，丹溪还吸收了儒家的养生观点，教人正心、收心、养心，使"人心"服从于"道心"的支配。通过精神意识调节，理智地控制各种欲望。在男女之间，要"成之以礼，接之以时"，不要徇情纵欲。在饮食方面，要"淡薄是谙，日节饮食"。不要为口伤身，尤其是注意"莫犯四虚"，这样才能保证健康无病。

节欲、养心是青壮年时期最好的养生方法。

3.3 老年时期的养生方法

丹溪非常重视老年养生。丹溪认为，老年人多阴精耗损，阴不足以配阳，衰阳的征象亦多为热症。“人生至六十七十以后，精血俱耗，平居无事，已有热证，何者？头昏、目眵、肌痒、溺数、鼻涕、牙落、涎多、寐少、足弱、耳聩、健忘、眩晕、肠燥、面垢、发脱、眼花、久坐兀睡、未风先寒、食则易饥，笑则有泪，但是老境，无不有此”。丹溪还认为：“老人内虚脾弱，阴亏性急，内虚胃热则易饥而思食，脾弱难化则食已而再饱，阴虚难降则气郁而成疾，至于视听言动，皆成废懒，百不如意，怒火易炽”。

基于老人这种阴亏血少，痰火壅盛的现象，丹溪指出，老人应慎用乌附丹剂。“夫血少之人，若防风、半夏、苍术、香附，但是燥剂且不敢多，况乌附丹剂乎”？在饮食方面，更应注意：“奚止乌附丹剂不可妄用，至于好酒腻肉、湿面、油汁，烧炙煨炒，辛辣甜滑，皆在所忌”。

老年人的养生与其子孙的赡养有很大的关系。因此，丹溪指出，后辈不应一味姑息迁就老人的饮食嗜欲，而应该从老人的健康考虑，开导、说服老人注意饮食宜忌，保护身体健康。“为子为孙，必先开之以义理，晓之以物性，旁譬曲喻，陈说利害，意诚辞确，一切以敬慎行之，又次以身先之，必将有所感悟而无扞格之逆矣。吾子所谓绝而不与，施于有病之时，尤是孝道，若无病之时，量酌可否，以时进之，某物不食，某物代之，又何伤于孝道乎”？

丹溪在医学实践中体会到，老年人虽然脾肾俱虚，但补养之法，应是“补脾”为主。这是因为：“脾得温则易化而食味进，下虽暂虚，亦可少回”。因此提出：“补肾不如补脾”。这种观点正与宋代严用和之“补脾不如补肾”相矛盾，引起了后世的争议。其实，年老之人，脾肾俱虚，所以，单用补脾、补肾都有局限性，应兼用补中益气法和温阳益气法以脾肾双补以收效。正如明代李中梓所云：“补肾理脾，法当兼行，然方欲以甘寒补肾，其人减食，又恐不利于脾，方欲以辛温快脾，其人阴伤又恐愈耗其水，两者并衡而较重脾者，以脾土上交于心，下交于肾故也，若肾大虚，而势困笃者，又不可拘”。

因此，补益脾肾，滋阴降火，扶正祛邪是老年人所要遵循的养生方法。

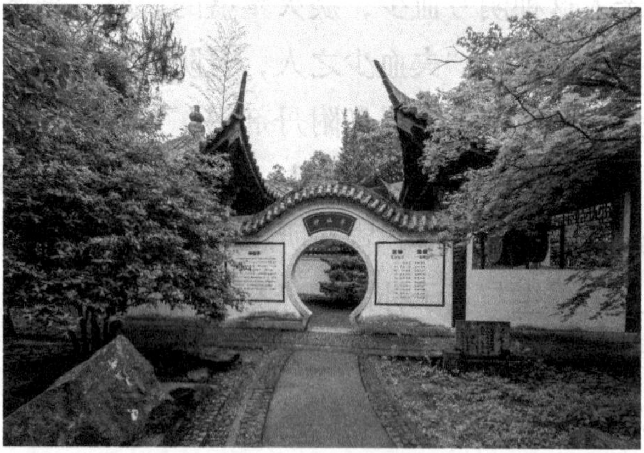

3.4 茹淡饮食

除了上述滋阴降火、补益脾肾、扶正祛邪之外，茹淡饮食是丹溪强调的养生方法之一，民以食为天，人生离不开饮食，而饮食当与不当，与人身健康关系密切，即所谓得谷者昌，绝谷者亡。

丹溪在《格致余论·饮食箴》中指出："山野贫贱，淡薄是谙，动作不衰，此身亦安，均气同体，我独多病"。此失在于"为口伤身"，故须审慎饮食，饮食的要诀，在于"茹淡"。"淡"指自然清淡的天赋之物。

丹溪认为，味有出于天赋的，也有成于人为的。天赋之味养阴，而人火之味伤精。"天之所赋者，若谷、菽、菜、果，自然冲和之味，有食人补阴之功……人之所为者，皆熟饪、调和偏厚之味，有致疾伐命之毒"。然而，自然冲和之味，并非没有五味之区别，如"大麦与栗之咸，粳米山药之甘，葱韭之辛"。若能用这些自然之物加以调和，而有所节制，则仍不失清淡冲和之性质。因此，"茹淡"也须五味调和，才能长养脏腑，充实气血。

丹溪认为，粳米与菜同进，是较理想的食物。"粳米甘而淡者，土之德也，物之属阴而最补者也，唯可与菜同进，经以菜为充者，恐于饥时顿食或虑过多，因致胃损，故以菜助其充足，取其疏通而易化，此天地生物之仁也。"

现代医学亦认为，很多疾病因素与饮食过于肥美有关，如高血压、动脉硬化即与饮食有密切的关系。若食物中动物脂肪含量过多或饮食过热，热量摄取过多等，久而久之，血液黏滞度增大，可能造成动脉硬化、血压增高等一系列病症，严重的还可危及生命。除此之外，痛风、糖尿病等疾病与饮食亦有很大的关系。

醇酒虽然清香味美，活血行气，既适于口，亦宜于体，但其大热大毒，因此，丹溪认为，醇酒宜冷饮。冷饮对人体的益处有三："若是醇者，理宜冷饮，过于肺入于胃，然后渐温肺，先得温中之寒，可以补气，一益也；次得寒中之温，可以养胃，二益也；冷酒行迟，传化以渐，不可恣饮，三益也"。更重要的是，饮酒要适量，若恣饮过度，"其热内郁，肺气得热，必大伤耗，其始也病浅，或呕吐，或自汗，或疮痍，或鼻齇，或自泄，或心脾痛，尚可发散而去之，若其久也。为病深矣，为消、为渴、为内疽、为肺痿、为内痔、为鼓胀、为失明，或哮喘，为劳嗽、为癫痫、为难明之病，倘非具眼，未易处治，可不谨乎"？因此，醇酒不但宜冷饮，且不可恣饮，千万别饮酒过度。否则，对人体反而有较大的伤害。

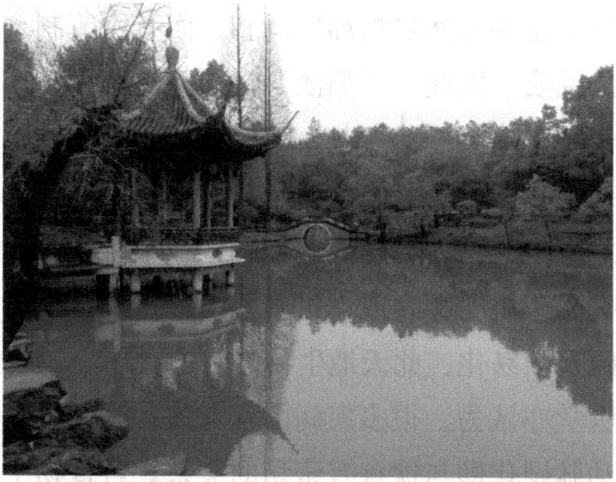

第二节　朱丹溪养生理论的现代应用

朱丹溪是金元四大医学家之一，作为一代医宗，不仅医术高超，医德也十分高尚。丹溪养生理论至今仍为广大养生爱好者所学习。

丹溪认为，阳常有余，阴常不足，因此常用一些滋阴降火药。如著名的大补阴丸，丹溪在方中用熟地、龟甲滋阴潜阳以制虚火，治其本；知母、黄柏清泄相火而保真阴，治其标；用血肉之品峻补其阴，用知柏之苦润降其火，滋填为主用熟地、龟甲，清降为辅用知柏、猪脊髓、蜂蜜作赋形之剂，以髓补髓，实善亦补精者。前面提到，丹溪之“阳有余阴不足”是指人体在正常情况下，即存在有阳亢、阴亏的病理趋势，此论提出的目的，旨在教人时刻注意保护阴精，使“阴平阳秘”才能保护身体健康，颐养天年。

除了滋阴降火之外，丹溪在养生中特别注意到扶正，因此，丹溪常用一些补气滋补的药物，如人参、黄芪、白术等。

丹溪养生独到之处还在于非常注重养心，丹溪除了让患者服用一些养心安神的药物，如熟地、当归、天麻、酸枣仁等，还教会患者要注重内心健康的培养。

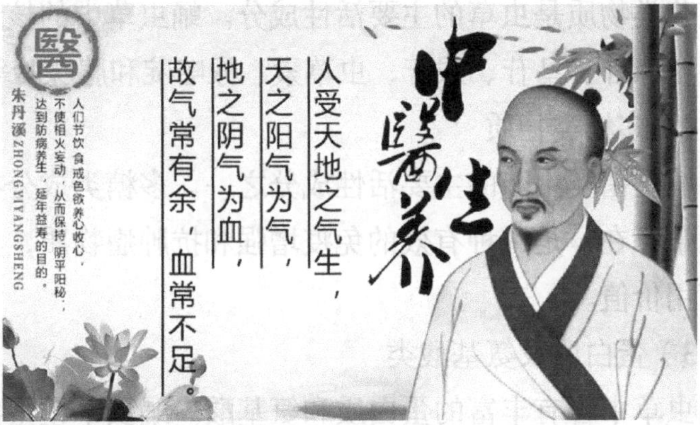

蛹虫草、破壁灵芝孢子粉、天麻、酸枣仁经过合理配伍后制成的胶囊具有滋阴、养心、安神、护肝解毒、扶正及增强人体免疫力等功效，在一定程度上与丹溪的养生理论不谋而合。

1. 蛹虫草

蛹虫草[*Cordyceps militaris*（L. ex Fr.）Link]又名北虫草或北冬虫夏草，为真菌界的子囊菌门（Ascomycota）肉座菌目（Hypocreales）麦角菌科（Clavicipitaceae）虫草属（*Cordyceps*）真菌的模式种，“味甘、性平，有益肺肾，补精髓，止血化痰”之功效。

1.1 蛹虫草化学成分

蛹虫草主要含有糖、脂肪和蛋白质等三大营养物质。此外，还含有多种氨基酸、微量元素和维生素等。目前报道较多的药理活性成分包括核苷类成分、多糖、虫草酸（D-甘露醇），以及甾醇类成分等，其中虫草酸、腺苷和虫草素的含量均高于天然冬虫夏草，同时，蛹虫草中硒的含量也较高。

（1）核苷类物质

核苷类物质是虫草的主要活性成分。蛹虫草中的核苷类成分主要含腺苷、鸟苷、尿苷、虫草素、尿嘧啶和腺嘌呤等。

（2）多糖类物质

多糖是菌类中药的主要活性成分之一。多糖类成分在蛹虫草中大量存在，是一种有效的免疫增强和抗肿瘤物质，具有重要的药用价值。

（3）蛋白质及氨基酸类

蛹虫草中含有丰富的蛋白质和氨基酸。蛹虫草粗蛋白含量在30%左右，氨基酸总量可达22%，接近或略高于冬虫夏草。

（4）糖醇和甾醇类

虫草酸又名甘露醇，也是蛹虫草主要活性成分之一。定性分析试验显示家蚕蛹虫草与冬虫夏草均含有此成分。

甾醇类也是菌类中药中的常见组成成分，如麦角甾醇是维生素 D_2 的前体，也是真菌中的特征成分之一，在蛹虫草中的含量比较稳定。该成分具有减毒、抗癌、防衰老等药理作用。

（5）其他成分

除以上成分外，蛹虫草还含有其他多种对人体有益的物质，如人体必需的维生素、有机酸、黄酮类、微量元素和酶类，以及鞘氨醇类化合物等。

1.2 蛹虫草的药理学作用

（1）抗肿瘤作用

蛹虫草抗肿瘤的两个主要有效成分为虫草素与虫草多糖，其中虫草素可通过激活机体免疫系统使宿主特异性免疫功能增强而获得明显的免疫保护作用，虫草多糖主要通过提高免疫力起到抗肿瘤作用。

蛹虫草不仅本身具备抗肿瘤作用，还能增强其他药物的抗肿瘤作用。提示了蛹虫草在临床上可用作辅助抗癌药物。

（2）抗病毒、抗菌作用

蛹虫草具有良好的抑菌抗炎作用，蛹虫草中的主要抑菌成分虫草素已被证实对葡萄球菌、链球菌、鼻疽杆菌、炭疽杆菌、猪出血性败血症杆菌等均有抑制作用。此外，蛹虫草对于艾滋病毒、疱疹病毒等多种病毒具有抑制作用。

（3）免疫调节作用

蛹虫草兼有细胞免疫和体液免疫调节作用，在机体免疫病理过程中起着多重调节或抑制作用。

多糖成分是蛹虫草发挥免疫作用的主要活性成分之一。此外，虫草素也具有一定的免疫调节功能。

（4）保肝作用

蛹虫草菌丝体能有效抑制人体自身低密度脂蛋白引起的人肾小球膜细胞增生；蛹虫草菌丝体胞外高聚物可抗肝脏纤维化等。蛹虫草菌丝体的不同提取部位均有一定的保肝活性。

虫草素、虫草多糖及虫草多肽都可能是蛹虫草保肝的重要活性成分。

（5）抗氧化、抗衰老作用

蛹虫草提取物中富含超氧化物歧化酶（SOD），而 SOD 就是机体内超氧离子的清除剂，可以保护细胞免遭有氧代谢反应中产生的超氧阴离子的损伤。

蛹虫草能明显降低老年大鼠体内的过氧化脂质（LPO）含量和自由基水平，进而保护细胞免受超阴氧离子自由基的损害，延缓器官和整个机体的衰老。

（6）其他作用

此外，蛹虫草还具有抗疲劳、降血糖、降血脂等作用。

2. 灵芝孢子粉

见第一章、第二章内容。

3. 天麻

天麻始载于《神农本草经》，被列为上品，原名“赤箭”，因其茎色赤，直立似箭杆，故得名。天麻来源于兰科多年生寄生草本食菌植物天麻的干燥块茎，寄主为密环菌。具有息风止痉，平抑肝阳，祛风通络之功效。

3.1 天麻的化学成分

天麻的主要有效成分是对羟基甲基苯-β-D-吡喃葡萄糖苷，即天麻素（gastrodin）。并含对羟基苯甲醇、对羟基苯甲醛、琥珀酸、β-谷甾醇、赤箭碱、4-羟苄基甲醚、4-（4′-羟苄氧基）苄基甲醚及双-（4-羟苄基）醚等。野生天麻含天麻香英兰醇、黏液质、苷类、结晶性中性物质及维生素 A 等成分。此外，在天麻的化学成分分析中还发现 1 个新的含氮化合物，命名为天麻羟胺（gastrodamine）；同时还分离鉴定了 3 个已知化合物，分别为 L-焦谷氨酸、柠檬酸单甲酯和柠檬酸双甲酯。

3.2 天麻的药理学作用

药理实验证明天麻所含的天麻素、天麻苷元和香草醇均具有生物活性；双-（4-羟基苄基）醚-单氧-β-D 吡喃葡萄糖苷经水解后得到天麻素和天麻苷元，也有类似作用。天麻的药理作用主要表现在以下几个方面。

（1）抗惊厥作用

天麻浸膏具有明显对抗戊四氮阵挛性惊厥的作用。进一步实验表明，天麻素及其苷元能延长戊四氮阵挛性惊厥的潜伏期，与戊巴比妥钠有明显协同作用，能提高戊四氮在小鼠的半数惊厥量，并能使小鼠自主活动降低。天麻素能对抗咖啡因引起的兴奋。人工合成天麻素（3000mg/kg）能对抗马桑内脂所致家兔癫痫，有延长癫痫发生的潜伏期，减轻大发作程度，缩短大发作时程，降低死亡率的作用。香草醇（292mg/kg）在无明显中枢镇静作用时，就能抑制大鼠点燃效应的全身性阵挛发作。缩短 AD 时程（刺激后放电），表明在不产生中枢镇静作用的剂量下就能显著改善脑电，产生抗癫痫作用。

（2）镇静催眠作用

尚伟芬研究了天麻注射液对大鼠四脑区：皮层、丘脑、脑干和纹状体内，多巴胺（DA）、去甲肾上腺素（NA）含量及释放的影响。在体实验表明，天麻注射液能降低大鼠四脑区的 DA 和 NA 的含量。在离体脑片法中观察到天麻注射液可使皮层、脑干、纹状体的人工脑脊液中的 DA 含量增多，同时也使四脑区的 NA 含量增加。初步认为天麻的镇静、催眠作用可能与其降低脑内 DA 和 NA 的含量有关，而脑内 DA（NA）含量的降低可能与天麻抑制中枢 DA（NA）能神经末梢对 DA（NA）的重摄取和储存有关。

（3）抗炎作用

天麻注射液（5g/kg）可抑制乙酸所致小鼠腹腔毛细血管通透性的增加，抑制二甲苯所致小鼠耳部肿胀及通透性的增加，以及 5-HT，PGE2 所致大鼠皮肤毛细血管通透性的增加，说明天麻对炎症早期的渗出有抑制作用。天麻注射液（5g/kg）还对小鼠琼脂性肿胀、大鼠角叉菜胶性足肿胀、大鼠 5-HT 性足肿胀有抑制作用，表明天麻对炎症早期的肿胀有抑制作用。但天麻注射液（5g/kg）不能抑制大鼠巴豆油性囊肿，因此天麻对炎症后期的结缔组织增生无抑制效应。研究还发现天麻注射液有抗巴豆油鼠耳炎症的作用。

（4）抗衰老作用

口服天麻（4.8g/kg）有改善 D-半乳糖衰老模型小鼠的生化指标的作用。其中尤以改善红细胞中的 SOD 和皮肤经脯氨酸最为明显，还能使 D-半乳糖衰老小鼠心肌脂褐质降低，表明天麻能提高 SOD 抗氧化酶的活力，清除多余的氧自由基，保护皮肤不受损伤，从而延缓衰老，延长细胞的生命活力。给小鼠口服天麻煎剂，其血中 SOD 活性明显提高。腹腔注射天麻注射液，可降低小鼠血清中羟脯氨酸含量，说明了天麻具有促进生长发育、缩短幼年期的作用。

（5）对心血管的作用

天麻煎剂能对抗肾上腺素的缩血管效应，对肾上腺素所致的大鼠微循环障碍有显著的预防作用，还具有对抗大鼠血栓形成的作用，其机理在于能抑制血小板黏附功能。此项研究为天麻汤防治缺血性中风提供了理论基础。

（6）免疫功能

天麻注射液可提高小鼠的DTH反应，表明它有增强T细胞的免疫应答功能。可促进特异性体液抗体生成作用，对小鼠机体的非特异性免疫有增强作用，能促进特异性抗原结合细胞的能力。从天麻中提取的天麻多糖同样具有免疫活性。实验观察表明：天麻多糖能显著增加 C57BL 小鼠的胸腺重量，连续皮下注射 9d 能显著增强移植抗寄主反应，结果显示天麻多糖具有增强机体非特异性免疫及细胞免疫的作用。

4. 酸枣仁

酸枣仁（semen ziziphus spinosa，SZS）为鼠李科枣属植物酸枣的干燥种子。酸枣仁味甘，性平，具有补肝，宁心，敛汗，生津之功效。多用于虚烦不眠，惊悸怔忡，眩晕等症。

现代药理研究表明，酸枣仁除具有镇静、抗惊厥作用外，还有抗心律失常、改善微循环、抗缺氧和增强免疫等功效。

4.1 化学成分

酸枣仁富含脂肪油，大部分为不饱和脂肪酸，其他成分有白桦脂酸、白桦脂醇、当药素、酸枣仁皂苷及阿魏酸、维生素C 等，且含多种氨基酸及微量元素。其药用的物质基础较受关注的是皂苷类、黄酮类成分。酸枣仁皂苷 A、B、B1 是较早从酸枣仁的甲醇提取液中分离出的 3 个中性皂苷。近年，运用多种色谱和波谱方法（IR，UV，MS，NMR）分离鉴定出酸枣仁皂苷 E、D、H 及一种新羽扇豆烷型三萜化合物，命名为罗珠子酸甲酯。较早报道的黄酮类为黄酮苷类化合物。近年酸枣仁生物碱及脂肪酸类成分研究也有新进展，如从酸枣仁中分离出环肽类生物碱。贡济宇利用超临界二氧化碳萃取酸枣仁油，采用 GC-MS-DS 对萃取所得油加以分析，共检出 16 种化合物，其中 15 种脂肪酸。

4.2 药理活性

（1）镇静催眠作用

一般认为，酸枣仁皂苷、黄酮等水溶性部分是酸枣仁镇静、催眠作用的有效部位。近年研究证明酸枣仁油同样具有镇静、催眠作用。

（2）抗焦虑、抗抑郁作用

酸枣仁醇提取物具有明显的抗焦虑作用。其抗焦虑机制可能与提高小鼠脑内 GABA 含量有关。贺一新等在此基础上研究酸枣仁中抗焦虑活性物质，认为酸枣仁醇提取物中抗焦虑物质以黄酮类成分为主，皂苷含量较少。

（3）抗惊厥作用

惊厥是由于中枢神经系统过度兴奋引起的骨骼肌不自主和不协调的抽搐。在士的宁致小鼠惊厥试验中，酸枣仁生物碱类成分可使小鼠出现惊厥的时间及死亡时间明显延长。郑筱祥等研究组报道枣仁皂苷A的中枢神经系统抑制作用，以皮层脑电记录和海马谷氨酸（Glu）浓度检测，枣仁皂苷A可明显抑制青霉素钠对神经元细胞的兴奋作用，降低谷氨酸水平的升高，枣仁皂苷A抗癫痫作用的一个重要途径是通过抑制谷氨酸兴奋信号传导实现的。

（4）心肌细胞保护作用

实验证明酸枣仁总皂苷能对抗注射垂体后叶素造成大鼠心肌缺血后，心电图T波抬高情况，说明其对心肌细胞具有一定保护作用。酸枣仁总皂苷预防给药可显著缩小心肌梗死面积，减慢心率和明显改善心电图s-T段、T波在急性心肌缺血期的抬高。

（5）抗心律失常

研究表明，酸枣仁皂苷A是一种可靠的钙通道阻滞剂，能够减少心律失常的发生。

（6）改善血液流变学

酸枣仁皂苷能显著降低血瘀大鼠的全血黏度、血浆黏度，使纤维蛋白原含量减少，降低体外血栓长度，证实酸枣仁总皂苷具有去纤、降黏、抗血栓，从而起到活血化瘀作用。

（7）抑制动脉粥样硬化（AS）

血管平滑肌细胞的异常生长增殖在AS的发生、发展中起着关键性的作用，酸枣仁皂苷A能抑制血管平滑肌细胞的分裂增殖。

（8）抗炎作用

酸枣仁油，对TPA引起的小鼠皮肤炎症反应有明显的抑制作用，可使炎症小鼠耳部肿胀程度减小，含水量降低。

（9）抗肿瘤作用

酸枣仁提取物可以抑制人肝癌细胞（HepG2）生长，且酸枣仁氯仿提取物作用最强，并且具有剂量依赖性，不同浓度引起细胞凋亡和细胞周期停滞的机制不同。并发现酸枣仁提取物与绿茶提取物具有协同作用，绿茶提取物可以增强氯仿提取物对肿瘤细胞生长的抑制作用。

珍世葆胶囊是根据丹溪养生理论开发出来的一款保健胶囊，主要由蛹虫草、破壁灵芝孢子粉、天麻和酸枣仁组成。

蛹虫草，滋阴润肺、养精髓；灵芝孢子粉，补气安神、止咳平喘；天麻，息风止痉，平抑肝阳、祛风通络；酸枣仁，补肝、宁心、敛汗、生津。四味中药配伍后具有滋阴、养心、祛风、安神等功效，符合丹溪的滋阴、养心、扶正、祛邪、解毒等理论，是丹溪养生理论的传承及发展。

参考文献

安林勇，陈晓磊，张国峰. 量子共振检测仪检测灵芝孢子粉提升乙型肝炎肝硬化患者免疫功能和抗癌能力的研究[J]. 中国医药指南，2013，（10）：663-664.

鲍琛，李莉. 灵芝三萜对小鼠非酒精性脂肪肝的治疗作用[J]. 中国现代应用药学，2014，（2）：148-151.

陈宝田，龙亚秋，李华，等. 灵芝孢子粉的药理作用研究进展[J]. 中国药房，2010，（15）：1439-1440.

陈国良，陈小清. 灵芝有效成分研究综述[J]. 中国食用菌，2001，14（4）：7-9.

陈洁，史杨娟，罗琳. 灵芝三萜对大鼠肝纤维化的保护作用及其机制研究[J]. 中国医院药学杂志，2008，28（9）：694-697.

陈蓉燕，于力，张蕾，等. 灵芝孢子粉对大鼠阿霉素肾病肾组织影响的实验研究[J]. 中国全科医学，2008，11（7A）：1157.

陈若芸. 灵芝化学成分与质量控制方法的研究综述[J]. 食药用菌，2015，（5）：270-275.

陈体强，李开本，徐洁，等. 灵芝孢子粉氨基酸、脂肪酸及元素组成的研究[J]. 菌物系统，1997，（1）：52-56.

陈体强，徐洁，朱培根，等. 原木灵芝孢子粉和浸膏粉中的牛磺酸[J]. 食用菌学报，2001，（2）：45-46.

陈体强，朱培根，蔡云，等. 原木灵芝孢子研究——（Ⅳ）未破壁孢子与破壁孢子的比较[J]. 食用菌学报，1999，（3）：21-26.

陈小君，冯翠萍，梅承恩，等. 萌动激活赤灵芝孢子粉对小鼠脾细胞IL-2 的分泌和脾淋巴细胞转化增殖的影响[J]. 氨基酸和生物资源，2001，23（1）：45-47.

陈小君，史泓浏，冯翠萍，等. 灵芝孢子粉与环磷酰胺联合使用抑瘤作用的实验研究[J]. 现代肿瘤医学，2005，（1）：64-66.

陈雪华，朱正纲，马安伦，等. 灵芝孢子粉对荷HAC肝癌小鼠抗肿瘤的实验性研究[J]. 上海免疫学杂志，2000，（2）：101-103.

陈艳，李风雷. 灵芝孢子粉对非小细胞肺癌小鼠CD44和突变型P53蛋白表达的影响及抑瘤作用[J]. 临床肺科杂志，2015，（7）：1180-1182.

陈振妮. “红灵芝 HL-6”短段木栽培技术[J]. 农村新技术，2017，（4）：18-19.

程井军，王述菊，朱雪萍. 正肝化症汤治疗中晚期原发性肝癌临床观察[J]. 山西中医，2016，32（2）：13-15.

程夏倩，周建良，高向波，等. HPLC-ELSD 法测定破壁灵芝孢子粉中 8 个油脂类成分的含量[J]. 药物分析杂志，2017，（3）：407-413.

董虹玲，夏广萍，赵娜夏，等. HPLC 法测定灵芝子实体和孢子粉中灵芝酸 C2、灵芝酸 G 和灵芝酸 A［J］. 现代药物与临床，2013，28（1）：41.

范青生，胡居吾，肖小年. 菌草灵芝孢子粉增强免疫调节作用研究[J]. 中国食用菌，2005，（5）：39-41.

高文超，李启艳，咸瑞卿，等. 气相色谱法测定破壁灵芝孢子粉类保健食品中 8 种残留溶剂[J]. 药学研究，2014，（11）：642-644.

公冶晨霞，等. 观察灵芝健肾胶囊联合缬沙坦对糖尿病肾病的临床疗效[J]. 世界中西医结合杂志，2016，11（10）：1429-1432.

顾欣，王芷源，刘耕陶. 灵芝孢子粉的药理研究 3. 对免疫系统的作用[J]. 中药药理与临床，1993，（4）：11-13.

郭俊秀，宋秀敏，张雪莲，等. 塑料大棚灵芝短椴木高产栽培技术[J]. 农业工程技术（温室园艺），2015，（13）：66，68.

韩建军，宁娜. 灵芝的化学成分与药理作用研究进展[J]. 广州化工，2014，（23）：18-19，29.

胡惠萍，周洁莹，夏凤娜，等. 不同原料栽培的灵芝孢子粉质量比较试验[J]. 食用菌，2008，（4）：27-29.

胡晓，王勇，卢端萍，等. ICP-MS 测定不同产地灵芝孢子粉中重金属含量[J]. 海峡药学，2016，（11）：81-84.

胡彦武. 灵芝孢子抗肿瘤作用机制研究进展[J]. 中国药房，2009，20（15）：1196-1198.

黄建明，等. 灵芝合剂及 CD_3AK 细胞对肺癌的临床疗效[J]. 现代中西医结合杂志，2001，10（8）：704-705.

黄卫祖，等. 灵芝调脂灵口服液治疗高脂血症疗效观察[J]. 中国医药，2007，2（4）：211-212.

黄晓兰，吴惠勤，黄芳，等. 破壁与不破壁灵芝孢子粉多糖的分析［J］. 中草药，2006，37（6）：813.

黄毅. 灵芝工厂化栽培之我见[J]. 食药用菌，2017，（1）：20-23.

黄宗锈，陈冠敏，李晔，等. 灵芝三萜对化学性肝损伤保护作用研究[J]. 预防医学情报杂志，2010，（11）：928-930.

贾军. 灵芝孢子粉治疗肿瘤临床应用观察[J]. 中华现代临床医学杂志. 2005，3（19）.

简伟明，刘小慧，梁慧佳，等. 破壁灵芝孢子粉甾醇类 HPLC 指纹图谱的建立及其抗肿瘤活性“谱效”关系[J]. 江西农业学报，2016，（8）：61-65.

江丽青，董了瑜，刘婧，等. 高效液相色谱法测定荣保灵芝 1 号中灵芝酸 A 的含量［J］. 华西医学，2013，28（3）：407.

江艳，王浩，吕龙，等. 灵芝孢子粉多糖 Lzps-1 的化学研究及其总多糖的抗肿瘤活性[J]. 药学学报，2005，（4）：347-350.

孔晓明，许泓渝，敖宗华，等. 灵芝破壁孢子粉营养成分分析[J]. 食用菌，2008，（2）：55-56.

孔玥，等. 中药内服配合外敷治疗腰椎间盘突出症临床观察[J]. 世界最新医学信息文摘：连续型电子期刊，2016，16（54）：157.

匡建民，韩丽，匡建梅，等. 齐鲁灵芝破壁孢子粉抗癌活性的实验研究[J]. 中华肿瘤防治杂志，2007，（17）：1296-1297，1309.

兰宁宁，马青云，黄圣卓，等. 灵芝安全性研究进展[J]. 热带生物学报，2016，（1）：128-131.

黎卫昌. 复方灵芝方治疗慢性病毒性肝炎 60 例[J]. 中国社区医师：医学专业，2010，12（23）：145.

李宝鸿，等. 红灵芝排毒化肿胶囊与红灵芝抗炎消肿散同治乳腺癌35例[J]. 中医临床研究，2011，3（13）：77-78.

李晶，于海波，于海涛，等. 灵芝孢子粉干预对癫痫大鼠脑组织病理改变、Cu^{2+}、Zn^{2+}变化的影响[J]. 中国老年学杂志，2014，（21）：6088-6089.

李静静，胡晓琴，张新凤，等. 赤芝孢子粉和子实体主要化学成分变异规律研究[J]. 中国中药杂志，2014，（21）：4246-4251.

李琳，李婷，王筱婧，等. 灵芝孢子粉对 HepG2 细胞生长增殖和生长周期的影响[J]. 中药材，2008，（10）：1514-1518.

李明焱. 破壁灵芝孢子粉临床应用. 北京：中医古籍出版社. 2008.

李钦艳，陈逸湘，钟莹莹. 灵芝主要活性成分及其功能的研究进展（综述）[J]. 食药用菌，2015，（2）：86-91.

李卫东，林志彬. 灵芝对肠屏障功能保护作用研究进展评述[J]. 食药用菌，2016，（6）：345-348.

李文斌，赵红宇. 灵芝孢子粉抗肝纤维化作用的实验研究[J]. 中国老年学杂志，2008，（6）：537-538.

李晔，肖志勇，林蔚，等. 灵芝孢子粉胶囊急性毒性及遗传毒性实验研究[J]. 天津药学，2007，（2）：3-6.

李玉龙. 阿德福韦酯联合灵芝胶囊治疗慢性乙型肝炎的临床研究[J]. 四川医学，2013，34（9）：1374-1376.

李忠，凌宏通，王志达，等. 灵芝优良菌株的品比试验[J]. 食药用菌，2013，（1）：36-38.

李壮，等. 灵芝健肾胶囊对早期糖尿病肾病临床症状及血糖的影响[J]. 光明中医，2014，（8）：1644-1645.

梁军，侯亚义. 破壁灵芝孢子粉诱导 MCF-7 细胞凋亡的机理研究[J]. 中国野生植物资源，2006，（2）：49-52.

林能俤，等. 灵芝提取物配合化疗治疗癌症 66 例分析[J]. 实用中医内科杂志，2004，18（5）：457-458.

林志彬，王鹏云. 灵芝孢子及其活性成分的药理研究[J]. 北京大学学报（医学版），2006，（5）：541-547.

林志彬. 灵芝抗肿瘤作用的免疫学机制及其临床应用[J]. 中国药理学与毒理学杂志，2015，（6）：865-882.
刘刚，雷立，张晓喻，等. 赤灵芝及其孢子粉提取物缓解小鼠肝脏 CCl_4 损伤的研究[J]. 西南师范大学学报（自然科学版），2009，（5）：117-120.
刘荣松，蔡富春，林露花. 灵芝栽培原料乡土树种的筛选与培育[J]. 现代农业科技，2008，（11）：25-26.
刘荣松，李朝谦. 六个阔叶树种对栽培灵芝孢子粉产量和质量的影响试验[J]. 浙江食用菌，2008，（3）：38，45.
刘伟. 灵芝孢子粉对 Lewis 肺癌小鼠腹腔巨噬细胞吞噬功能及血清 IL-2 的影响[J]. 现代中医药，2010，（5）：85-86.
刘昕，袁剑刚，黄晓霓，等. 灵芝孢子对小鼠肝癌的抑制及其对肝脏的保护作用[J]. 中西医结合肝病杂志，2000，10（5）：32.
刘艳玲，朱万芹，李鑫，等. 破壁灵芝孢子粉的质量探讨[J]. 微生物学杂志，2010，（6）：43-46.
刘艳荣，黄厚今. 灵芝孢子粉功能作用的研究进展[J]. 中国食物与营养，2016，（4）：65-69.
卢茂松. 正清灵芝口服液对直肠癌病人辅助治疗的观察[J]. 贵阳医学院学报，2003，28（5）：428-429.
吕艳婷，王淑秋，宋立德. 灵芝孢子粉对戊四氮致痫大鼠大脑皮质及海马区 PCNA 变化的影响[J]. 黑龙江医药科学，2010，（1）：37-38.
莫浩元. 五色灵芝对减轻鼻咽癌患者放疗反应及提高免疫功能的临床试验[J]. 中国肿瘤临床，1999，22（3）：216-218.
倪家源. 灵芝孢子粉胶囊对脾虚证肿瘤放化疗病人临床疗效的研究[J]. 中医药临床杂志，1997，（6）：292-293.
牛兆林. 中华灵芝宝治疗中晚期恶性肿瘤 30 例临床观察[J]. 现代肿瘤医学，2002，10（3）：225-226.
庞丽娟. 山灵芝粉为主治疗原发性肝癌合并门静脉癌栓 1 例的报告[J]. 当代医药论丛，2013，11（11）：174.
彭玉娜，谭获，王颖超，等. 灵芝孢子粉对兔移植性肿瘤生存期及外周血的影响[J]. 时珍国医国药，2008，（7）：1737-1738.
齐天富. 灵芝孢子粉辅助化疗治疗消化系统肿瘤[J]. 中国中西医结合杂志，1999，19（9）：554-555.
秦葵，钱彦丛. 灵芝免疫药理研究进展[J]. 解放军药学学报，2003，（5）：360-362.
邱赛红，黄湘珺，黄宇明，等. 灵芝及其提取物减轻肝损伤作用的研究概况[J]. 湖南中医药大学学报，2017，（4）：461-464.
任其云，安秀功，赵振栋，等. 灵芝仿野生栽培的两种方法[J]. 中国食用菌，

1995，（5）：23-24.
任武生. 肝癌介入治疗联合双灵固本散的疗效观察[J]. 中华中西医杂志，2005.
任武生. 现代肿瘤医学，2004，12（2）：155-156.
沈汉国，张长海，潘丽晶，等. 珠海优良灵芝品种的筛选研究[J]. 广东农业科学，2013，（8）：24-26.
史晓月. 灵芝孢子胶囊的制备与临床应用[J]. 中国中医药现代远程教育，2010，8（13）：198-199.
孙丽华，赵明耀，黄幼田，等. 灵芝孢子粉对荷瘤小鼠树突状细胞的影响及其抗瘤效应[J]. 山西医药杂志，2006，（8）：698-700.
孙美芳，魏凌珍，徐德祥，等. 灵芝孢子粉拮抗环磷酰胺毒副反应的实验研究[J]. 中国公共卫生，2001，（6）：29-30.
孙培龙，陶文扬，何晋浙. 灵芝中三萜类化合物的研究进展[J]. 食药用菌，2016，（2）：76-81.
唐柳，张志军，魏雪生，等. 灵芝孢子粉药理作用研究进展[J]. 天津农业科学，2011，（3）：25-28.
王芳芳，王淑秋，邵帅，等. 戊四氮致痫大鼠脑神经型钙黏附素和神经营养因子-4表达的变化及灵芝孢子粉的干预作用[J]. 中国病理生理杂志，2011，（5）：1003-1007.
王宫，王瑾，郭建国. 菌草灵芝孢子粉胶囊的毒理学安全性评价[J]. 福建中医药大学学报，2012，22（3）：44-46.
王浩豪，戴军，陈尚卫，等. 灵芝孢子粉多糖的 PMP-HPLC 指纹分析[J]. 食品与发酵工业，2011，37（12）：133.
王红梅，雷萍，王少鸥，等. 凯氏定氮法测定灵芝破壁孢子粉中粗蛋白质含量的不确定度评定[J]. 食用菌学报，2012，（2）：73-76.
王红岩，汪璐，谢鲲鹏，等. 灵芝全粉的抑菌作用和抗氧化作用[J]. 中国生化药物杂志，2017，（3）：52-54.
王欢，王淑秋. 灵芝孢子粉对戊四氮致痫大鼠脑组织 BDNF 表达的影响[J]. 黑龙江医药科学，2006，（2）：5-7.
王纪兵. 木段栽培灵芝孢子粉的采集[J]. 现代农村科技，2010，（15）：20.
王嘉淇，关宝生，代倩倩，等. 破壁灵芝孢子粉与雌二醇对肝功影响的比较研究[J]. 黑龙江医药科学，2014，（6）：1，3.
王健，焦强，王海波，等. 灵芝孢子粉质量分析方法研究进展[J]. 药物分析杂志，2016，（5）：749-755.
王金艳，王晨光，张劲松，等. 灵芝孢子粉中核苷类成分分析[J]. 菌物学报，2016，（1）：77-85.
王淑秋，李晓捷，姜志梅，等. 灵芝孢子粉对癫痫大鼠脑组织细胞色素 C、线粒体钙、HSP70 和 BDNF 的影响[J]. 中国病理生理杂志，2011，（6）：1053-1058.

王添章. 灵芝孢子粉对 HBV 感染者的近期疗效观察[J]. 中西医结合肝病杂志，2000，（S1）：40-41.
王伟影，陈卫平. 灵芝孢子粉中 4 种重金属元素的含量测定［J］. 中国药师，2014，17（3）：508.
王卫霄，姚苗苗，吕艳茹，等. 灵芝孢子粉抑制人卵巢癌细胞增殖及诱导凋亡的体外研究[J]. 河北医药，2015，（2）：165-169.
王晓琴，赖政炀，黄秀丽，等. 麦角甾醇在灵芝孢子油鉴别与质量评价中的应用[J]. 食品科技，2016，（9）：262-266.
王筱婧，孙莉莎，徐江平. 灵芝孢子粉抑制人肝癌细胞生长的实验研究[J]. 贵阳医学院学报，2006，（1）：30-33，37.
王昕妍，陈国杨，苏洁，等. 灵芝孢子粉、破壁灵芝孢子粉对 Lewis 肺癌小鼠肿瘤生长和 VEGF 表达的比较研究[J]. 中药药理与临床，2017，（2）：118-122.
王亚平. 灵芝孢子油对人肺腺癌 LTEP-a2 细胞凋亡的影响[J]. 医药导报，2011，30（5）：570-573.
王跃辉. 破壁灵芝孢子粉联合希罗达联合奥沙利铂方案化疗治疗晚期结直肠癌的临床观察[J]. 中国实用医药，2014，（21）：108-109.
王跃辉，曲卓慧，秦英. 破壁灵芝孢子粉联合希罗达联合奥沙利铂方案化疗治疗晚期结直肠癌的临床观察[J]. 中国实用医药，2014，（21）：108-109.
王跃辉，曲卓慧，赵卓勇. 破壁灵芝孢子粉对非小细胞肺癌患者化疗前后免疫功能影响的临床观察[J]. 中国实用医药，2014，（23）：20-21.
温明春，等. 中药灵芝补肺汤治疗支气管哮喘临床研究. 国际呼吸杂志，2012，6（13）：257-260.
吴灿明，王立杰，林敬明，等. 灵芝孢子粉破壁方法优化及其免疫调节和抗肿瘤机制研究[J]. 今日药学，2017，（5）：307-311.
吴国勇. 侗药灵芝松塔棉根汤治疗慢性支气管炎临床疗效观察[J]. 中国民族医药学会疑难病分会学术交流会，2015.
吴黎敏. 灵芝孢子粉对大鼠长期毒性研究[J]. 福建中医学院学报，2005，（6）：25-27.
吴明忠，沈爱光，熊晓辉，等. 灵芝孢子粉破壁前后对小鼠免疫功能影响试验[J]. 食用菌，2001，（6）：36-37.
吴明忠，沈爱光. 破壁灵芝孢子粉对小鼠免疫功能影响的初步研究[J]. 中国食用菌，2000，19（2）：37-38.
夏志兰，王春晖，姜性坚，等. 灵芝孢子粉生物酶破壁技术的研究[J]. 食用菌学报，2005，（1）：14-18.
谢安木，刘焯霖，朱蔚文，等. 灵芝孢子粉对帕金森病模型鼠黑质酪氨酸羟化酶的影响[J]. 中华神经科杂志，2005，（6）：355-358.
谢安木，薛莉，刘焯霖. 灵芝孢子粉对帕金森病黑质神经细胞 caspase-3 影响的实验研究[J]. 中国临床神经科学，2008，（6）：601-605.
谢明，谭玉林，张伟，等. 破壁灵芝孢子粉对裸鼠移植性人乳腺癌的抑制作用[J]. 中国老年学杂志，2015，（20）：5728-5730.
熊维全，曾先富，李昕竺. 四川地区段木灵芝熟料栽培的关键技术[J]. 食药用菌，2014，（6）：337-338.
徐鸿华，徐新春，肖省娥，等. 灵芝仿野生栽培新技术研究[J]. 广州中医学院学报，1995，（4）：48-50.
薛艳华，史权，庞海河，等. 灵芝孢子几种破壁方法比较分析[J]. 植物研究，2005，（2）：216-218.
杨超，班玲，王亮，等. 灵芝孢子治疗裸鼠卵巢癌过程中 let-7 的表达及意义[J]. 医学动物防制，2015，（1）：52-53，60.
杨海华，徐评议，刘焯霖，等. 灵芝孢子粉对脂多糖诱导多巴胺能神经元变性的影响[J]. 中国神经精神疾病杂志，2006，（3）：262-264.
杨锦生. 灵芝主要化学成分及其药理作用研究述评[J]. 中华中医药学刊，2012，（4）：906-907.
杨丽丽，邓志钦，黄维渊，等. 灵芝孢子粉对抗亚急性酒精性肝损伤的实验研究[J]. 时珍国医国药，2013，（3）：513-514.
杨巍，张英林，牛坤伟，等. 灵芝精粉与灵芝孢子粉对 Lewis 肺癌模型小鼠免疫功能的影响[J]. 中国生物制品学杂志，2012，（9）：1171-1175.
杨小英，竹剑平. 破壁与不破壁灵芝孢子粉三萜类化合物含量比较[J]. 药物分析杂志，2010，（11）：2227-2228.
杨晓云. 灵芝饮配合辛伐他汀滴丸治疗高血脂症 30 例[J]. 福建中医药，2011，42（6）：38-39.
杨新林，朱鹤孙，徐建兰，等. 灵芝孢子醇提取液的体外抗肿瘤活性（英文）[J]. Journal of Beijing Institute of Technology（English Edition），1997，（4）：40-44.
杨新林，朱鹤孙，赵东旭，等. 灵芝破壁孢子与不破壁孢子的显微镜观察与生化测定比较研究[J]. 中草药，1997，（12）：721-723.
杨星昊，方放治. 灵芝孢子粉对小鼠实验性突变和移植性肿瘤的影响[J]. 第一军医大学学报，2000，（3）：245-246.
叶波平，王庆华，周书进. 灵芝蛋白质的分离及其免疫活性研究[J]. 药物生物技术，2002，9（3）：150-152.
于华峥，刘艳芳，周帅，等. 灵芝子实体、菌丝体和孢子粉化学成分的比较[J]. 食品与生物技术学报，2016，（8）：823-827.
于青，尚姝，冯有龙，等. 离子色谱法测定灵芝孢子粉中多糖的含量[J]. 中国药学杂志，2014，49（4）：344.
余兢光，陈若芸，姚志熙，等. 薄盖灵芝化学成分的研究Ⅳ. 灵芝碱甲、灵芝碱乙和灵芝嘌呤的化学结构[J]. 药学学报，1990，25（8）：612-616.
余艺. 灵芝孢子粉治疗癌肿 94 例[J]. 辽宁中医学院学报，2000，（1）：16-17.
郁万芹，王英权. 灵芝的短段木熟料棚栽方法[J]. 吉林农业，2015，（3）：96.
张冬雪，王晓玲，刘高强. 灵芝多糖的结构及构效关系[J]. 食品工业，2015，（11）：258-261.
张国平. 灵芝合并降压药治疗难治性高血压时血压、血糖、NO、微循环及血液流变性的改变[J]. 中国微循环，1999，3（2）：75-78.
张虎，杜欣娜，朱金玲，等. 灵芝孢子粉对癫痫大鼠脑海马区 NCAM-L1 表达的影响[J]. 黑龙江医药科学，2011，（2）：35.
张金波，宋汉君，刘爽，等. 灵芝孢子粉对戊四氮活化海马神经细胞 caspase-9 表达的研究[J]. 现代生物医学进展，2016，（10）：1850-1853.
张金波，王淑秋，张玉萍，等. 灵芝孢子粉对戊四氮活化海马神经细胞 *bad*，*bcl-xl* 和 *p53* 表达的研究[J]. 中国优生与遗传杂志，2015，（9）：24-27.
张丽霞，张雅君，张丽萍. 灵芝多糖的提取纯化及其免疫活性[J]. 西北农林科技大学学报（自然科学版），2014，（6）：168-172.
张能荣. 灵芝孢子粉中氨基酸和微量元素的分析［J］. 天然产物研究与开发，1996，8（4）：33.
张庆萍，胡显亚. 灵芝孢子粉对肝脏保护作用的药理实验研究[J]. 基层中药杂志，1997，（11）：41.
张荣标，陈润，陈冠敏，等. 破壁灵芝孢子粉对小鼠免疫功能影响的研究[J]. 预防医学论坛，2013，（12）：936-938，954.
张士义，刘俊杰，刘国宇，等. 辽引灵芝 1 号栽培关键技术[J]. 食用菌，2016，（1）：47-48.
张天柱，赵婉君，吴国梁，等. 灵芝孢子粉抗抑郁作用机制研究[J]. 时珍国医国药，2015，（1）：16-18.
张维瑞，刘盛荣，毛德春，等. 灵芝 GAP 栽培技术[J]. 食用菌，2016，（4）：32-33，36.
张卫明. 灵芝孢子粉调节血脂作用研究[J]. 中国野生植物资源，2001，20（2）：14-16.
张新. 灵芝片对肺癌的临床疗效观察[J]. 中成药，2000，7（4）：486-488.
张秀娟，徐春红，于慧茹，等. 灵芝多糖与灵芝孢子粉生物活性的差异[J]. 哈尔滨商业大学学报（自然科学版），2005，（5）：555-557.
章灵华，王会贤，王立为，等. 灵芝孢子粉提取物在体内外的免疫效应[J]. 中国免疫学杂志，1994，（3）：169-172.
章灵华，肖培根. 灵芝孢子粉提取物对实验性糖尿病的防治作用[J]. 中草药，1993，（5）：246-247.
赵春霞，郝冰. 灵芝孢子粉对戊四氮致痫大鼠 NGF 的影响[J]. 牡丹江医学院学报，

2013，（2）：27-29.
赵红宇，李文斌，李洪源，等. 破壁灵芝孢子粉对肝纤维化的影响研究[J]. 黑龙江医药科学，2006，29：96.
赵晶，邱楚英，李静芬，等. 高破壁富硒灵芝孢子粉对人肝癌细胞 HepG2 的抑制作用[J]. 广州中医药大学学报，2014，（1）：75-78，166-167.
赵璐，王淑秋，王喆. 灵芝孢子粉对戊四氮致痫大鼠脑组织GDNF与NT-3表达的影响[J]. 中国病理生理杂志，2010，（4）：812-815.
赵燕，席孝贤. 灵芝孢子粉对肺癌小鼠突变型 P53 蛋白表达的影响及抑瘤作用[J]. 陕西中医学院学报，2011，（4）：79-80.
甄义，等. 酒浸灵芝液治疗高血压患者 15 例[J]. 医学理论与实践，2004，17（5）：524-524.
甄作均. 灵芝孢子对原发性肝癌术后复发影响的研究[J]. 中华肝脏外科手术学电子杂志，2013，2（3）：31-34.
郑衍芳，李艳君，杨丽，等. 灵芝孢子粉联合脑源性神经营养因子对神经干细胞分化的影响[J]. 广东医学，2014，（1）：50-52.
钟瑜瑜，张振平，彭小军，等. 灵芝孢子粉的药用价值及灵芝栽培技术[J]. 广东农业科学，2007，（6）：83-84.
周芬霞，黄宏南，张占蓬，等. HPLC 法测定孢子灵芝粉剂中 5 种核苷类成分含量[J]. 福建中医药大学学报，2013，（4）：44-47.
周莉云. 浅析灵芝的药理和功效[J]. 中国民族民间医药，2013，（9）：11-12.
周晓，王成忠，李双，等. 灵芝中三萜类化合物的研究进展[J]. 齐鲁工业大学学报（自然科学版），2014，（4）：47-50.
周永丽，徐成康，尹秋梅，等. 灵芝孢子粉抗宫颈人乳头瘤病毒感染作用研究[J]. 中国医药科学，2017，（2）：28-30，66.
朱海东，张玉霞，胡东. 赤灵芝孢子粉治疗HSV-2感染小鼠后其血浆IFN-γ、TGF-β的动态变化[J]. 中国医学工程，2012，（4）：113，115.
朱继红，李铁民，陈颖，等. 灵芝干膏和灵芝孢子粉对小鼠免疫功能的影响[J]. 食用菌学报，2004，11（4）：24-27.
朱孔利，谢莉莉，刘辉. 灵芝孢子粉抗癫痫作用机制研究进展[J]. 上海中医药杂志，2015，（1）：96-98.
朱孔利，张士岭，王淑秋. 灵芝孢子粉对癫痫大鼠脑组织中 SS、5-HT 和 ATP 酶的影响[J]. 上海中医药杂志，2013，（4）：75-78.
朱林波，付春瑜，李晔，等. 肿瘤热休克蛋白 70 联合灵芝孢子粉对荷瘤小鼠的治疗作用[J]. 江西医药，2011，（9）：795-798.
Zhao 等. 灵芝孢子粉可改善接受内分泌治疗乳腺癌患者的癌相关性疲劳. 全国癌症康复与姑息医学大会大会，2011.
Haak-Frendacho M K K，Sone T，et al. Ling Zhi-8：A novel T cell mitogen induces

cytokine production and upregulation of I-CAM-1 expression [J]. Cell Immunol, 1993, (150): 101-113.

Kim Y, Eo S, Lee C, et al. Antiherpetic activities of acidic protein bound polysacchride isolated from *Ganoderma lucidum*, alone and in combinations with interferons. Journal of Ethnopharmacology, 2000, 72 (3): 451-458.

Liu J Q, Wang C F, Peng X R, et al. New alkaloids from the fruiting bodies of Ganoderma sinense[J]. Natural Products & Bioprospecting, 2011, 1 (2): 93-96.

Min B S, Nakamura N, Miyashiro H, et al. Triterpenes from the spores of *Ganoderma lucidum* and theirinhibitory activity against HIV-1 protease [J]. Chem Pharm Bull (Tokyo), 1998, 46 (10): 1607-1612.

Min B S, Hattori M, et al. Anticomplement activity of triterpenoids from the spores of *Ganoderma lucidum*[J]. Planta Medica, 2001, (67): 811-814.

Qi Y F, Li X R, Yan M, et al. Clinical observation of adjuvant chemotherapy by *Ganoderma lucidum* spore for the treatment of digestive tract cancer patients [J]. Chin J Integrated Tradit West Med, 1999, 19 (9): 554-555.

Sato N, Zhang Q, Ma C M, et al. Anti-human immunodeficiency virus-1 protease activity of new lanostane-type triterpenoids from *Ganoderma sinense*[J]. Chemical & Pharmaceutical Bulletin, 2009, 57 (10): 1076-1080.

Wang P Y, Zhu X L, Lin Z B. Antitumor and immunomodulatory effects of polysaccharides from broken-spore of *Ganoderma lucidum* [J]. Front Pharmacol, 2012, 3: 135.

Zhang G L, Wang Y H, Ni W, et al. Hepatoprotective role of *Ganoderma lucidum* polysaccharide against BCG-induced immune liver injury in mice [J]. World J Gast Roen Terol, 2002, 8 (4): 728-733.

Zhang W, Tao J, Yang X, et al. Antiviral effects of two *Ganoderma lucidum* triterpenoids against enterovirus 71 infection[J]. Biochemical and Biophysical Research Communications, 2014, 449 (3): 307-312.